健康生活方式丛书

宋忠臣　董家辰·主编

简单的**牙周**养护法

大字本

JIANDANDE
YAZHOU
YANGHUFA

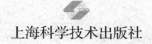
上海科学技术出版社

图书在版编目（ＣＩＰ）数据

简单的牙周养护法 ： 大字本 / 宋忠臣，董家辰主编
. -- 上海 ： 上海科学技术出版社，2023.5
（健康生活方式丛书）
ISBN 978-7-5478-6133-2

Ⅰ．①简… Ⅱ．①宋… ②董… Ⅲ．①牙周病－防治
Ⅳ．①R781.4

中国国家版本馆CIP数据核字(2023)第055721号

健康生活方式丛书：简单的牙周养护法(大字本)

宋忠臣　董家辰/主编

上海世纪出版(集团)有限公司
上海科学技术出版社 出版、发行
（上海市闵行区号景路 159 弄 A 座 9F－10F）
邮政编码 201101　www.sstp.cn
常熟高专印刷有限公司印刷
开本 890×1240　1/32　印张 6
字数：75 千字
2023 年 5 月第 1 版　2023 年 5 月第 1 次印刷
ISBN 978－7－5478－6133－2/R・2739
定价：39.80 元

编委会

前　言

　　牙周病是口腔常见病、多发病，可导致牙龈肿胀出血、牙齿松动，甚至造成牙齿自行脱落，是我国成人牙齿丧失的首要原因。牙周病不仅影响口腔健康，也与全身系统疾病（糖尿病、心脑血管疾病、阿尔茨海默病等）密切相关。

　　牙周病在我国成年人群中的患病率很高，不夸张地说，十个人中九个人都患有不同程度的牙周病，但是大多数人患的牙周病仅为牙龈炎或轻度牙周炎，容易控制，及时正确地治疗后可避免向中重度牙周炎发展。但有很多患者等牙周病发展到重度才来就诊治疗，导致很多牙齿因牙周组织破坏严重而拔除，令人惋惜。

　　一般人对牙周病的发生、发展和治疗缺乏必要的认识，甚至想简单地吃药就可以完全治愈牙周病。还有的人认为治疗太麻烦，不如直接拔了装假牙省事,反而对正规的牙周序列治疗敬而远之。还有很多各种各样的错误认识和做法,结果导致发现疾病不及时,病情不断加重。

一个无法回避的现实问题是,我国的牙周病专科医生数量严重不足,很多地区没有专业的牙周病专科医生。如何能把专业的牙周知识通俗地介绍给大家,让大家能够了解牙周病是什么,常见的牙周病有哪些,牙周病怎么防治,牙周治疗与其他口腔治疗的关系包括哪些,慢性病患者的牙周治疗有哪些等,这些促成了本书的编写,希望大家尽可能地自我掌握防护牙周病的知识。

两千多年前,《黄帝内经》中就提出"上医治未病,中医治欲病,下医治已病"。对于牙周病的治疗来说,每个人都可以做自己的"上医",只有做好疾病预防,才能更好地控制疾病,才能有更健康的口腔环境,进而维护全身健康。

当然,科普之路任重而道远,简单的一本书远远不能将牙周病的诊疗一一讲述清楚。本书或许存在一些不足之处,欢迎大家指正。但是无论怎样,都希望大家可以了解牙周病,控制牙周病,远离牙周病，"笑口常开，健康常在"！

上海交通大学医学院附属

第九人民医院牙周病科主任

宋忠臣

2023 年 4 月

目　　录

简单的牙周养护法

简单的牙周养护法

序　篇

 ## 1. 挂个口腔科的号怎么那么难

生活实例

两天前，赵先生不当心咬了硬的东西，把牙磕了。趁着这几天有空，他在网上预约了口腔修复科的号看看自己的牙还能不能"修补"一下，谁知修复科医生看了后说他的牙坏得太厉害了，要先去牙体牙髓科看能不能"抽神经"！抽了"神经"才能来修复科看，抽不了就得去口腔外科考虑拔牙的事！这可把赵先生弄懵了，怎么看个牙，他还要跑两三个科室呢？

得益于口腔教育的普及，大众对口腔健康日益重视。但是口腔相关科室众多,想看牙应该怎么正确就诊,才能避免挂错号从而浪费诊疗时间。(本章节以上海交通大学医学院附属第九人民医院为例,不同医院的科室设置可能不同,仅供各位参考。)

(1)牙体牙髓科:主要治疗牙体牙髓疾病、根尖周病及龋病等。牙齿发生疼痛的患者可以首先选择牙体牙髓科就诊,一般牙体牙髓科的医生会根据疼痛的情况及性质做出诊断。除此之外,需要"补牙"的患者,患有难治的根尖周炎需要做根尖手术的患者也可以选择牙体牙髓科就诊。

(2)牙周病科:主要治疗牙周疾病。发生牙齿松动、牙龈出血、牙龈退缩等情况的患者可以首先选择牙周病科就诊,由牙周病科的医生进行全口牙齿的检查,告知治疗方案,患者可以按照治疗方案一步一步进行牙周病的序列治疗。

(3)口腔黏膜病科:主要治疗口腔各类黏膜病损。发生口腔溃疡、糜烂类病损、斑纹类病损、大疱类病损、肿瘤放化疗免疫治疗引起的口腔黏膜病损及全身系统疾病相关的黏膜损害均可以去口腔黏膜病科就诊。

（4）儿童口腔科：主要治疗 14 岁以下儿童的各类口腔疾病，包括儿童龋病、牙髓炎、根尖周炎、牙外伤、牙周病损等，还可以根据情况对患儿进行窝沟封闭、氟化物防龋、舌系带修整、多生牙拔除、牙间隙保持、早期阻断性矫治、全身麻醉下的各类儿童口腔治疗等。

（5）口腔修复科：主要治疗牙列缺失及牙列缺损，即"装假牙"。治疗范围包括烤瓷牙、全瓷牙、可摘局部义齿、全口义齿、套筒冠义齿、数字化设计的义齿、颌面部赝复等。有义齿修复需求的患者可以选择口腔修复科就诊。

（6）口腔种植科：主要对牙列缺失及牙列缺损的患者进行种植治疗，即"种牙"。可以行单颗牙齿的种植，也可行全口牙齿的种植。牙齿缺失后有种植需求的患者可以选择口腔种植科就诊。

（7）口腔预防科：主要擅长口腔常见疾病的预防和治疗，治疗范围包括儿童及青少年的龋病、牙髓病、根尖周炎、儿童及青少年牙外伤、牙周病的预防、口气的诊断及治疗。牙齿疼痛的患者或者患儿均可选择口腔预防科就诊。

序篇

（8）口腔正畸科：主要治疗儿童、青少年、成人的牙列拥挤、颌面部畸形等疾病。有需要矫正牙齿的患者可以选择口腔正畸科就诊。正畸使用的治疗技术包括固定矫正器、功能矫治器、隐形矫治器、舌侧矫治器等。

（9）口腔综合科：主要治疗口腔常见病，可以提供常见病的一站式服务，包括常规的补牙、拔牙、安装义齿、种植牙等，还擅长牙齿外伤的处理。常规口腔疾病的处理均可先挂口腔综合科就诊。

（10）口腔外科：主要治疗各类需要拔除牙齿的疾病，如颌面部创伤、颞下颌关节疾病、颌面部创伤、唾液腺疾病、面部神经疾病、颌面部感染性疾病等。有需要拔牙的患者，无论是松动牙还是阻生牙均可就诊口腔外科。

（11）口腔颅颌面科：主要治疗颅颌面畸形，颅颌面软硬组织创伤与功能修复，面部轮廓的微整形及正颌正畸的联合治疗。牙齿畸形比较严重甚至面部有畸形的患者可以就诊口腔颅颌面科。

（12）口腔颌面头颈肿瘤科：主要治疗口腔、颅颌面各类肿瘤，包括放疗、化疗诊疗方案的制订,还可进行口腔颅颌面肿瘤术后缺损畸形的修复、种植赝复等。

上述简单列举了常见的口腔相关科室及其诊治领域,需要大家依照自身需求就诊。口腔医学是一门学科,某种疾病在不同病程阶段有不同的临床表现,需要临床医师长期学习积累。很多疾病不仅需要一个科室的诊疗方案,还需要多学科会诊,医生根据病人的具体检查作出最佳治疗选择。

2. 看牙真是太麻烦了

生活实例

钱女士这两天可难受了!她感觉左半边牙齿总是隐隐作痛,又说不清位置,就感觉一片儿地痛,痛到脑袋嗡嗡的。她一吃东西就痛得更厉害了,晚上也睡不好,都快焦虑了。好不容易挂到了牙体牙髓科的号,医生敲敲打打,进行了冰诊、染色、咬棉花一通检查,说是"牙隐裂"了,要"抽神

序篇

经"，以后还要做"牙套"。"抽神经"要来二三次，做"牙套"最起码要跑两趟，看个牙要跑医院四五趟！哎，真的麻烦，又不得不跑。

随着医学的发展，现在看牙越来越"麻烦"。但是，这看似"麻烦"的背后都有合理的逻辑在。

首先，口腔是一个整体。当牙医在检查我们的牙周组织时，同时也会关注到与牙周疾病密切相关的其他口腔问题。因此，在首次就诊阶段，医生会根据每个人全口牙列及口腔软硬组织的情况制订全口的口腔诊疗方案，依据病情的轻重缓急确定相应的诊疗顺序。在一些大型三甲综合性医院，口腔科分科很细，不同的诊疗需要前往不同的科室进行就诊，这也是看牙需要多次就诊的第一个原因。

其次，很多口腔治疗的前期需要进行一些相关辅助检查，例如影像学检查和血液检查。影像学检查可以更好地帮助医生判断病情的严重程度、预后以及发展，亦可在影像学图片中发现隐藏的伴随病变。血液检查主要反映和判断系统性疾病或全身健康状态，如个体的凝血机制、有无传染性疾病（乙肝、梅毒、结核病、艾滋病等）及所处时期、有无急性感染及其程度、有无长期慢性系统性疾病及当前稳定性等，以此为依据来确定每个患者接受牙周治疗干预的必要性、耐受性、治疗时机、治疗程度以及治疗方法等。这是看牙需要多次就诊的第二个原因。

以牙周病的就诊疗程为例，牙周病是慢性疾病，因此牙周病的治疗是一个长期的、多方面、多方式的序列治疗。如治疗不彻底或有效的治疗后不进行定期维护治疗，牙面和牙龈边缘会重新堆积大量菌斑、软垢和食物残渣，龈下菌群会在数周或数月内回到治疗前的水平，牙周病情便会复发甚至加重。

牙周病的治疗程序分为多个阶段，第一阶段为牙周基础治疗，也称病因治疗。在该阶段医生会帮助患者建立正确的口腔健康管理意识，同时运用常规的牙周治疗手段消除致病因素以达到控制牙周炎症的目的。基础治疗阶段结束后的4～12周应进行复诊和再评估，一来评估确定下一阶段的治疗方案,二来观察患者对治疗的反应,三是可以观察患者的依从性。因此,基础治疗阶段的时间较长,并需要反复评估疗效。第二阶段为牙周手术治疗,该阶段主要是在直视情况下进行牙周感染组织的彻底去除,同时建立正常的解剖形态,尽可能达到牙周组织的再生。第三阶段是修复治疗,对于一些因牙周炎导致的缺牙患者,应在牙周炎症控制稳定后及时恢复相应的咀嚼功能。第四阶段是牙周支持治疗,也称牙周维护治疗,是牙周系统性治疗必不可少的部分,也是牙周疗效得以长期保持的必要条件。定期的复查、复治有利于有效控制菌斑,及时监测牙周组织的健康状态,从而达到牙周治疗最理想的效果。这也是看牙周病需要多次复诊的原因之一。

 3. 看完牙后,牙齿并非万事大吉

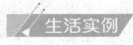

　　孙先生最近几个月总在睡前出现牙龈出血的

情况,去了几次口腔急诊止血后,孙先生终于决定去牙周病科洗牙做治疗。治疗后,虽然牙龈出血的情况少了,但一些凉的东西,孙先生是越发吃不得了,一吃就牙齿"酸"得打哆嗦。这是怎么回事呢?

　　许多患有牙周病的朋友经常会抱怨在看完牙齿后仍然感觉牙齿不舒服,会有例如牙龈出血,牙齿疼痛、敏感、松动加重等情况。明明治疗过了,为何仍然会有诸如此类的不适呢?

　　牙周治疗通常采用超声波洁牙机将附着在牙面及龈缘的牙结石震除。当牙周组织存在炎症时,组织内部的肉芽增生、毛细血管扩张,因此,在治疗过程中,发炎充血的牙龈受到机械性刺激便会出血。这种出血情况一般会在治疗后 1～2 天逐渐消失。但如果极个别位点的牙龈反复渗血,则需要请医生重新评估是否存在牙龈撕裂、牙龈深部是否仍有残余牙结石碎片的存在等,同时应前往血液内科排除一些血液性疾病如血小板减少、白血病等。

有的患者牙面上牙结石较多,平日大量的牙结石紧密地吸附在牙根表面,一旦牙结石被去除,裸露的牙根便会暴露于口腔中。与牙冠不同的是,牙根表面存在许多牙本质小管,管内存在神经纤维。当牙本质暴露后受到外界冷、热、酸、甜等刺激后便会引起敏感和疼痛。对于这种敏感或疼痛,可以通过使用抗过敏牙膏来缓解,或咨询牙医进行脱敏治疗。

　　除了洁牙后出现显著的敏感症状之外,牙齿的松动度增加也是困扰大多数重度牙周炎患者的问题。很多朋友会抱怨:"怎么治疗之后我的牙更松了?"这是由于在进行系统性牙周治疗之前,许多患者原已松动的牙齿被厚实的牙结石像夹板一样夹住,暂时掩盖了其真实的松动程度。当大块的牙结石经过牙周治疗被去除,其"夹板效应"也随之消失,那些因牙周炎症而导致牙周组织破坏的牙齿开始恢复其真正的松动"面貌"。松动三度的牙齿治疗无望,应尽早拔除。对于炎症较轻的患牙,可以通过后续积极有效的牙周治疗适当恢复其稳固性。当牙周炎症控制稳定后,亦可通过牙周夹板来固定松动牙。

　　由此可见,虽然规范的牙周治疗可能会给广大患者带来些许的不适感,但是大部分的不适感会随着时间的推移消失。只要自我保持口腔卫生,规范且认真地刷牙,配合使用一些辅助性清洁器械,发现口腔问题及时医院就诊,就诊后谨遵医嘱,相信大部分口腔不适感会缓解,口腔疾病可以得到控制。

简单的养护法

　　● 牙周治疗完成后,出血的情况一般在术后 1～2 天逐渐消失。

　　● 牙周治疗后出现的牙本质敏感是牙周炎的并发症之一,可通过使用抗过敏牙膏缓解,或进行脱敏治疗。

　　● 牙周治疗后,长期有效的口腔卫生维护可缓解口腔不适。

4. 不要等牙齿不行了再去看牙医

 生活实例

李爷爷是个能抗事的人,年轻时候上山下乡,后来又赶上开放的"浪潮",是个锐意革新的聪明人,但聪明人有时候也很固执。俗话说,牙痛不是病,疼起来要命,但是李爷爷忍耐力强,忍忍就过去了。一晃拖到现在,人都退休在家好多年了,这几个月天天晚上九、十点往口腔医院急诊赶。急诊医生每次给他处理口腔出血的问题时总叮嘱他哪些牙要拔、哪些牙要去治疗,李爷爷都不置可否,搞得家里人都闹心得很。

早在两千多年前,我国的中医典籍《黄帝内经》中就提出了"上医治未病,中医治欲病,下医治已病"。

口腔疾病的种类繁多,随着医学技术的不断发展,治疗方法和治疗效果也在不断改进和提高。

但很多口腔疾病存在一个共同的特点，那就是疾病进展是不可逆转的。疾病一旦发生、发展，即使经过积极的治疗，也只能阻止其对机体和组织造成进一步的破坏，难以恢复如初。

以口腔疾病中最常见的牙周病为例，牙周病指的是发生于牙齿周围支持组织的疾病。牙周组织对于牙齿，就像树苗周围的土壤一样支撑着牙齿，使其能够正常行使咀嚼、发音等功能，而牙周组织一旦发生破坏，就无法为牙齿提供足够的支持，会渐渐出现牙齿咀嚼无力、冷热敏感、松动移位、牙缝变大等症状，严重时牙齿甚至会自动脱落。而医生的治疗仅是阻止疾病的发展，难以完全重建患者已经缺损的牙周组织。

几乎在每个人一生中，都可能发生不同程度和不同范围的牙龈炎症。定期进行口腔检查和牙周维护的人群就能够及时发现牙龈的炎症，对疾病的范围和程度进行评估，并且及时接受治疗。在龈炎阶段，治疗相对简单，一般通过洁治术和刮治术，去除牙面的菌斑、牙结石，并且保持每年

1～2次的复查,保持良好的口腔卫生,龈炎是可以被治愈的,牙龈也能够恢复健康。

然而,如果患龈炎时患者没有重视,也未定期进行口腔检查,任由疾病发展,那么牙龈炎最终可能会发展成牙周炎。牙周炎的早期症状较为隐匿,有的患者表现为刷牙时牙龈出血,或者冷热敏感,容易嵌塞食物,经年累月后甚至习以为常。等到牙周炎发展到后期,引起牙齿松动、咀嚼无力、严重影响进食和语言功能,导致美观问题时,治疗计划就变得较为复杂,治疗周期延长。中度或重度牙周炎患者的口腔通常存在大量的龈上和龈下牙结石,此时仅靠洁治术无法清除牙面上所有的牙结石,因此需要进行多次的龈下刮治,彻底清除牙根表面的龈下牙结石,并且拔除没有保留价值的患牙以维护整体的口腔健康。

基础治疗结束后,部分患者可能还需进一步接受牙周手术治疗,以便更好地控制牙周炎症。等到牙周情况稳定后,患者可以根据自身情况选择正畸治疗,改善牙齿移位和排列不齐的情况,或者接受修复、种植治疗,逐渐恢复口腔的进食和语言功能。牙周炎患者的复查间隔明显较龈炎患者缩短，尤其是刚结束治疗的患者，复查的间隔一般为1~2个月，在病情稳定后，复查的间隔也最好保持3~6个月一次。

因此，和龈炎患者的治疗计划对比，牙周炎患者的治疗计划复杂得多，不仅治疗的次数增多，费用也会明显提高，都在无形中增加了患者就诊时的身心负担，可能会影响日常的工作、生活。即使在情况稳定后，复查的频率也高于龈炎患者。

然而，即使医患双方都积极地开展治疗，已经造成的牙周破坏都难以恢复，例如在牙周治疗后，虽然牙龈出血、肿胀的现象会明显改善，但是仍然存在牙龈退缩、牙缝变大、牙齿对于冷热敏感等不适症状，而且由于牙槽骨已经出现吸收，牙齿的松动和咀嚼无力等情况也很难明显改善。此时，很多患者追悔莫及，感慨自己应该早点养成定期进行口腔检查的好习惯，而不是等到牙齿出现问题再去医院进行检查。

5. 不只是孩子，成人也有看牙"恐惧症"

生活实例

小粥粥今年5岁啦，但因为小时候爱喝夜奶，平时吃饭又慢腾腾的，嘴里有好多颗牙齿都"黑"了。这几天小粥粥一吃甜的就牙痛，有时候晚上还会痛得睡不好觉。妈妈觉得这么痛下去也不是办法，打算带小粥粥去医院看牙齿，可是小粥粥害怕医院、害怕看医生，一听要去医院就闹。牙齿的问题不能不处理，小粥粥的思想准备还没做好，这可愁坏小粥粥的爸爸妈妈了。

相信很多人一想到医院便联想到医院里刺鼻的消毒水味，一想到看牙便联想到口腔医生手里发出"嗡、嗡、嗡"声音的器械，就不由得紧张起来。因恐惧心理而拖延治疗，从而导致牙齿发生了不可逆改变的情况不胜枚举。说到底，最深切的恐惧往往来自未知，对口腔疾病、口腔治疗的不了解,加剧了人们的恐惧、焦虑心理。

想要消除对口腔治疗的恐惧,最有效的方法是从正规的途径了解口腔疾病的病因,治疗原则、方案及可能的预后情况。知而行之,可以给患者战胜疾病的勇气与信心。

对于大部分人来说,建议每年接受1~2次口腔检查,检查是否存在蛀牙、牙结石等问题。口腔检查的过程中一般不会出现明显的不适,在对患者的牙齿进行冷、热诊或者牙髓活力的检测之前,医生一般会充分告知患者接下来检查过程中可能会出现的轻微刺激或少许不适,一方面可以消除患者的恐惧心理,另一方面可以使医生获得患者更准确的反馈,以评估牙齿的状况。

一般而言,在口腔治疗过程中以下几个因素可能会引起患者的紧张,如牙椅上方的灯光过于明亮、口腔治疗中可能出现疼痛、洁牙机等器械产生的噪声等。这些因素可以在治疗前与医生进行沟通,根据患者的自身情况进行协调。例如对疼痛较为敏感的患者,可以在治疗前咨询医生治疗过程中是否会产生剧烈的疼痛,必要时可进行局部麻醉,缓解因疼痛所造成的紧张情绪。对于口腔器械所产生的噪声,患者可以自备耳塞、耳机等,在不影响与医生沟通的情况下佩戴,隔绝部分噪声。

以洁牙过程为例,术中不仅伴随超声洁牙机、吸唾器的噪声污染,治疗过程中某些牙位也会存在酸疼不适及牙龈出血等症状。如果存在较为敏感的牙位,患者可以提前告知医生,在治疗前进行局部麻醉,避免洁治过程中出现明显的牙本质敏感。若存在其他特殊情况,如张口受限等,也尽量提前告知医生,使治疗过程更加顺利。此外,如果能坚持定期进行牙周洁治,而不是等到口腔卫生情况不佳以后再去治疗,洁治的过程也会相对简单、快速,治疗中和治疗后不适的症状也会相对缓解。

对于儿童,克服对于口腔治疗的恐惧需要更多的耐心和更加充满趣味的科普方式。在就诊前,可以先查找一些动画片、儿童绘本中关于口腔治疗的情节,让小朋友通过他人的就医经历对口腔治疗形成初步的印象。在治疗前,家长们可以用通俗的语言向小朋友描述口腔治疗的过程。在治疗过程中，牙椅的灯光、吸唾管，以及牙科高速手机发出的声音和喷溅出的水都可能会出现引起儿童的恐惧，家长可以提前为儿童准备合适的墨镜，并在治疗前对口腔器械进行简单的介绍，使儿童能更快地适应及配合治疗。同时，对于首次就医的小朋友，可以先选择相对快速、无痛的治疗，例如牙齿涂氟等，让其更快地接受口腔的诊疗环境及诊疗流程，建立治疗的信心。在成功完成治疗后，也可以给予小朋友一些奖励，鼓励他们下次能够更好地配合医生的治疗。

　　养成定期口腔检查的好习惯有助于早发现、早诊断、早治疗口腔内存在的问题。如果能规律地进行口腔维护，对口腔治疗有了科学的认知，相信大家对看牙的恐惧也会减轻。

准备篇：认识一下牙周

6. 牙齿周围结构有大用处

牙齿是由牙冠和牙根组成的。牙冠即暴露在口腔内能被看到的部分，牙根则是位于牙槽骨中不能被看到的部分。

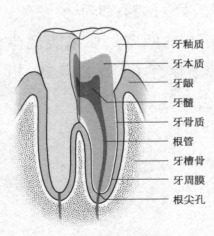

牙齿的结构剖面示意图

牙釉质
牙本质
牙龈
牙髓
牙骨质
根管
牙槽骨
牙周膜
根尖孔

以牙颈部为界，牙冠为牙体外层被牙釉质覆盖的部分，牙体被牙骨质覆盖的部分称为牙根。在牙釉质与牙骨质内部则有牙本质和牙髓等结构，牙骨质与牙槽骨之间有一层薄薄的牙周膜，可以缓冲咬合力量。牙冠和牙根交界处的牙颈部有牙龈软组织覆盖。牙龈、牙槽骨、牙骨质和牙周膜共同组成牙周组织。

牙齿周围的组织众多，但是各有各的作用。

牙龈是附着在牙槽骨和牙颈部表面的口腔咀嚼黏膜，由游离龈，附着龈和龈乳头三部分组成。牙龈暴露在我们的口腔中，在日常生活中一旦发生问题，是最容易被发现的。因此，牙龈肿胀、牙龈出血是牙周病患者最常见的就诊原因。健康的游离龈呈粉红色，菲薄而紧贴牙面，其与牙面之间的间隙称为龈沟。一般认为，健康的龈沟深度不超过 3 毫米。附着龈位于游离龈的根方且两者连续。相较于游离龈，附着龈与牙槽骨骨面附着更为牢固，不易移动。由于附着龈角化程度更高，对局部刺激有更强的抵抗力，附着龈的丧失会使牙周组织对局部刺激的抵抗力减弱而易发生炎症或使局部的炎症加重，因此附着龈不足或缺乏的患者对龈炎或牙周炎表现出更高的易感性。龈乳头是充满于相邻两牙邻间隙的牙龈组织，每颗牙的颊、舌侧龈乳头在邻面的接触区下方汇合处略凹下,称为龈谷。龈谷上皮无角化,对局部刺激物的抵抗力较弱,牙周病易始发于此。因此,在日常口腔清洁护理中,除刷牙外,需注意用牙线或者冲洗器等器械清理两牙之间的邻间隙,这里往往被大多数人忽略,但却是易好发牙周病的部位。

牙槽骨是上下颌骨包绕和支持牙根的部分,起到稳固牙齿的作用。若牙齿出现松动,很有可能是牙槽骨发生了破坏。牙槽骨是全身骨骼系统中代谢和改建最活跃的一部分。当牙齿萌出时,牙槽骨开始形成,高度增加;当牙齿脱落时,牙槽骨逐渐吸收,高度降低。这提示我们,当口腔内有牙齿缺失时,需要及时采用合理的修复方法修复缺失牙,尽量减少牙槽骨的丧失,以达到满意的修复效果。此外,牙槽骨还具有受压时吸收,受牵拉时增生的生理特征,这也是临床进行正畸治疗的生理基础。

牙骨质覆盖在牙根表面,其硬度与骨相似,是牙周膜插入的重要锚固点。

牙周膜又称牙周韧带,是围绕着牙根并连接牙根和牙槽骨的致密结缔组织。牙周膜可以很好地缓冲咬合力,其功能是对抗侧方力、承受咀嚼力并将该力牵引传递至牙槽骨。

原始健康牙周在临床上几乎不可见,我们要追求的是临床牙周健康,即正常的牙周组织中没有或有很少量的临床炎症,牙周探诊深度不超过3毫米,探诊出血的位点＜10%。临床牙周健康是牙齿健康、稳固行使咀嚼功能的基石,也是牙周病的预防起点和治疗终点。我们在注重牙齿健康的同时,也需要更多地注重牙周组织的健康,这样才能拥有真正意义上的健康口腔。

 7. 牙齿周围组织有三大特点

牙齿周围组织支持着我们的牙齿,与牙齿一同承担着咀嚼功能。因此,牙齿周围组织一旦发生变化就有可能影响咀嚼效率。以下是牙齿周围组织的特点,只有了解这些特点,我们才能更好地保护它们。

(1)增龄性变化:牙周组织会随着年龄的增长而发生增龄性变化。如口腔内牙龈上皮的角化程度会逐渐降低,牙龈结缔组织中的细胞数量会减少,牙槽骨可能发生骨质疏松、代谢率及修复功能下降。但是牙骨质的量则是随着年龄的增长不断增加。

关于牙周膜的增龄性改变有不同的可能。一方面,牙周膜可能因为咀嚼肌强度的下降,导致牙周功能降低或牙骨质和牙槽骨的沉积侵占牙周膜间隙,而使得牙周膜的宽度降低;另一方面,牙周膜可能因为口腔内牙齿的缺失,使得余留牙的功能性负荷增加而使得其宽度增加。

(2)美学特点:除了增龄性变化以外,牙周组织也是口腔美学的重要组成部分。笑线、露龈笑、"黑三角"等都是与牙周组织美学相关的名词。

微笑时,上下嘴唇会形成一条从一侧口角延伸到另一侧口角的曲线,这条曲线被称为笑线。从垂直方向上看,以上颌牙齿为参考,笑线可以分为低笑线、高笑线或正常笑线。低笑线是指微笑时,看不到上前牙牙龈软组织;正常笑线是指微笑时,有 75%～100% 的上前牙和邻面龈乳头显露;高笑线是指微笑时,上颌前牙以及其上方的牙龈组织全部显露。

　　临床上进行笑线设计时，一般认为微笑时牙龈显露在低笑线或者正常笑线范围内比较美观，这一范围的人群一般拥有更年轻、更有吸引力的微笑，但过度的低笑线被认为是衰老的一个特征，应当尽量避免。我们通常说某些人"露龈笑"，其实是这类人群拥有高笑线，他们在自愿或非自愿微笑时，上前牙的牙龈组织会过度显露。高笑线的人群在微笑时显露超过 3 毫米的牙龈组织通常被视为不美观。对于这类人群，临床上可以通过牙冠延长术来改善笑线，使患者拥有正常笑线。

　　"黑三角"是指龈乳头退缩。它不仅仅会导致美学上的缺陷，还可能导致食物嵌塞或影响语音功能。临床上，主要采用手术来治疗"黑三角"，手术方法主要为软硬组织移植术。但"黑三角"的预后具有不可预测性，手术并不一定能够保证龈乳头的再生，因此，"黑三角"的预防显得更为重要。考虑到牙周病是"黑三角"的主要发病因素之一，我们在日常生活中可以注意牙间隙的清洁，要坚持使用牙线，减少牙齿间隙的食物残渣堆积，从根本上减少牙周病的发生,防止发生牙齿邻面的骨丧失和软组织退缩,从而达到防止"黑三角"出现的目的。

(3)牙周生物型:是指牙周软组织及其牙槽骨组织的特征。根据牙龈的厚度,角化龈的宽度以及临床牙冠的宽、长比将牙龈生物型分为厚平形牙龈和薄扇形牙龈两种类型。其中厚平形牙龈的附着龈相对量大,牙槽骨较厚并能够抵抗急性创伤和炎症,但容易形成牙周袋和骨下袋;薄扇形牙龈的附着龈相对量小,牙槽骨较薄容易出现骨开裂或骨开窗,炎症发生时常伴有快速的牙槽骨丧失和软组织退缩。因此,具有薄扇形牙龈生物型的患者在接受正畸治疗时,容易出现骨开窗或骨开裂以及牙龈退缩的情况,正畸医生需要注意患者的牙周组织情况,必要时与牙周医生合作,以确保患者在正畸治疗过程中保持牙周健康。

8. 一种人类古老的疾病

牙周病是人类最古老的疾病之一,它可造成

牙齿功能丧失、营养健康问题以及心理障碍，甚至对全身健康和生活质量的影响都是巨大的。那么，这样一个古老的疾病是如何发生的呢？

人类口腔中寄居着 700 种以上的细菌，正常情况下，这些细菌处于共生和相互制约的状态，也就是细菌与宿主之间处于动态平衡，这种动态平衡对于维持口腔健康有着重要作用。当口腔内环境发生变化或宿主防御反应异常时，这种动态平衡会被打破，引起口腔疾病。牙周病是多因素疾病，牙菌斑生物膜是最主要的致病因素，牙菌斑中细菌及其产物是引发牙周病的始动因子，其他局部刺激因素的影响和全身因素的调控可加速牙周病的发生、发展。

现在的研究认为，牙龈卟啉单胞菌是慢性牙周炎病变区或活动部位最主要的优势菌，健康牙龈沟内很少。牙龈卟啉单胞菌分泌的有关附着和凝集的因子使自身更容易附着于口腔黏膜及牙周组织中，并可以逃避或抑制机体对细菌的先天性免疫反应，随后可分泌大量毒力因子对牙周组织产生破坏作用。这一套"组合拳"下来，使口腔内环境发生变化、宿主防御反应异常，牙龈卟啉单胞菌不断增加，不仅会使得整个口腔内微生物菌群失衡，也会引发机体免疫炎症反应，加重牙周组织破坏。

除单一致病菌的致病性外，口腔内微生物导致牙周病的另一个重要机制是其形成牙菌斑生物膜的能力。成熟的菌斑生物膜中，多种微生物以紧密复合物的形式共存，并具有相互依赖的营养和生存特征，它们构成整体生存的微生物生态群体，使各种细菌长期共存，在口腔的微环境中发挥不同的致病作用。

牙菌斑生物膜是牙周病的始动因子，牙周病是菌斑微生物引起的感染性疾病。根据位置不同，牙菌斑生物膜分为龈上菌斑生物膜和龈下菌斑生物膜，龈下菌斑生物膜又进一步分为附着性龈下菌斑生物膜和非附着性龈下菌斑生物膜，其中非附着性龈下菌斑生物膜与牙周病的发生、发展密切相关，被称为牙周病的"进展前沿"。不同类型的菌斑生物膜及不同生态位下的牙周致病菌决定了牙周病的病程长期往复，解释了牙周病的临床表现多样且存在"活动期"与"静止期"交替出现的内在逻辑。

牙周病是由口腔微生物菌群失调引发,而后与宿主的免疫防御系统相互作用,多因素共同作用的炎症性、感染性疾病。在这一过程中,微生物引发的宿主炎症和免疫反应是导致牙周组织破坏的主要原因。因此,在牙周炎的发病过程中,细菌是启动因素,积累到一定量就会打破平衡,激活机体免疫防御机制,造成炎症反应和组织破坏。

9. 哪些因素会加速牙周炎发展

菌斑是牙周病发病的始动因子,还有多种因素参与了牙周病的发生、发展,使牙周病的静止期和加重期交替出现。那么,哪些情况会加速牙周炎的发展?

牙周病是炎症性、感染性疾病,以口腔环境为点,全身健康或疾病状态为面,我们"由点及面,面面俱到"分析牙周炎的促进因素。

口腔环境内的局部促进因素主要为可以促进

或利于牙菌斑堆积，或造成对牙周组织的损伤，使之易受病菌侵扰，或对已存在的牙周病起加重或加速破坏的相关因素。

第一个促进因素为牙结石，牙结石是沉积在牙面或修复体表面已钙化或正在钙化的菌斑及沉积物，由唾液或龈沟液的矿物盐逐渐沉积而成。牙结石对牙周组织的危害主要来源于其表面堆积的菌斑。由于牙结石的存在，菌斑与组织表面紧密接触，引起组织的炎症反应。牙结石表面多孔的结构也易于吸收大量的细菌毒素，使之如缓释剂一般长期释放毒力因子，造成牙周组织的破坏。此外，牙结石会妨碍口腔卫生措施的实施。可以说，牙结石是牙龈出血、牙周袋加深、牙槽骨吸收和牙周病发展的一个重要促进因素。

不正常的咬合接触关系或过大的咬合力，会造成咀嚼系统各部位的病理性损害或适应性变化，尤其会造成牙周组织的损伤。当咬合力超过牙周组织的承受力，或正常的咬合力作用于病变或虽经治疗但已受损的牙周组织时，可导致牙周纤维破坏，牙槽骨吸收，牙骨质损坏并停止新生，进而出现牙松动。

口呼吸患者的牙龈表面因外露而干燥,牙面缺乏自洁作用,可加速菌斑堆积而产生龈炎。习惯性吐舌可导致牙齿倾斜或移位,继而出现牙松动、殆关系紊乱、食物嵌塞等,加重牙周疾病。不合理的刷牙方法也会导致牙齿软硬组织缺损,使牙周组织抵御菌斑微生物的免疫能力下降。此外,如充填体的悬突容易造成细菌的堆积,刺激牙龈产生炎症,甚至引起骨吸收。修复体的边缘设计与牙周病变密切相关,如修复体的边缘置于龈下,会使得龈缘以下的牙菌斑数量增多,牙龈炎症加重,龈沟液渗出增加。放置正畸治疗的矫治器也会使菌斑清除难度加大,更有利于菌斑的堆积,使得牙龈炎症加重,引起牙周病变。

遗传因素也是影响牙周炎发生和发展的一个重要因素。如侵袭性牙周炎可表现出家族聚集性,但单纯遗传因素并不会引起牙周疾病,某些遗传因素可增加宿主对牙周病的易感性。

在个人行为因素中,吸烟是牙周炎发生、发展的一个重要危险因素,不仅提高了牙周炎的发病率,还会加重牙周炎病变的严重程度。吸烟会影响牙周炎的治疗效果,包括对非手术治疗、手术治疗和牙周组织再生治疗的效果产生负面影响,使牙周炎易复发。

糖尿病作为一类常见的内分泌代谢疾病,是牙周病的危险因素之一。由于糖尿病患者的抗感染能力较弱、伤口愈合较缓慢,牙周治疗的介入也受患者血糖控制状况制约。如果血糖控制不佳,牙周炎的患病率和严重程度较健康者明显升高。

此外,精神压力与牙周病之间亦存在相关性。精神压力不仅降低机体的抵抗力,也会改变个体的生活方式,如可能忽略口腔卫生等,加重牙周炎病变的程度。

 10. 牙周病的患病率日益增高

牙龈炎在儿童和青少年中的患病率为 70%～90%。龈炎最早见于 3～5 岁的儿童。随着年龄的增加,龈炎的患病率和严重性也逐渐增加,到青春期达到高峰,几乎所有的儿童都有或轻或重的龈炎。青春期过后,牙龈炎的患病率随年龄的增长而缓慢下降。

牙龈炎是一种可逆性病变,在经过正规治疗后,牙周组织可完全恢复正常状态。良好的菌斑控制及定期接受一次专业性的洁治术,对大多数人来说是预防龈炎的有效措施。若在龈炎阶段不加以重视,不及时治疗,有一部分人的牙龈炎症可向牙周组织深部发展,从而导致牙周炎的发生。与龈炎不同的是,牙周炎伴有牙周支持组织的破坏,包括牙槽骨吸收,牙周袋形成和附着丧失等。并且,牙周炎是一种不可逆的病变,即该疾病经过治疗可以控制病情,但已经丧失的软硬组织不能完全恢复到健康水平。

牙周炎是一种常见的慢性口腔炎症性疾病,是第六大常见病。多数人罹患的牙周炎为轻至中度,重症者占人群 5%～20%。在过去的 30 年中,全球患有重度牙周炎的人口不断增加。一项针对全球人口的研究表明,1990—2019 年,全世界人口中重度牙周炎的患病率增加了 8.44%,其中不发达国家患病率更高。在 2019 年,全球约有

11 亿人口患有重度牙周炎,40～49 岁这一年龄组重度牙周炎发病率最高。

牙周病的患病率和严重性随年龄增高而增加。据第四次全国口腔健康流行病学调查结果显示,12 岁年龄组的牙结石检出率为 61.3%,15 岁年龄组的牙结石检出率为 73.6%,35～44 岁年龄组的牙结石检出率高达 96.7%,55～64 岁年龄组的牙结石检出率也居高不下,为 96.4%。与此同时,15 岁年龄组的牙周袋检出率为 6.5%,35 岁以后明显增高,50～60 岁时达高峰(69.3%),此后牙周袋的检出率有所下降。此外,牙周附着丧失检出率也随着年龄增高而增加,65～74 岁老年组的附着丧失检出率最高,为 74.2%。

随着我国人均寿命的延长,生活水平及医疗条件的不断提升,人们对保存更多天然牙的需求日益提升,可以预见牙周治疗和维护的需求也将继续增加。重度牙周炎的高流行率及失牙的不良结局,值得引发人们对当前牙周炎预防和控制方法有效性的关注。牙周炎的预防主要靠个人良好的生活方式。在此基础上,我们需要更广泛的社会经济、文化和环境背景的干预措施，以可持续的方式改善全球口腔健康。

总之，牙周炎仍然是我们这个时代的一个重大全球公共卫生挑战，过去 30 年中，牙周炎的发病率持续上涨。由于未来几十年人口增长，全球牙周炎患者人数可能会增加。

 ## 11. 小小牙齿，病种不少

俗话说："牙痛不是病，疼起来真要命。"牙齿出问题会带来很多生活困扰，严重影响生活质量。牙齿出了问题，感觉一会这边牙齿痛，一会那边牙齿不舒服，一会牙龈出血，或出现咬东西使不上力气，到底得了什么病也不清楚。即使面前有山珍海味却无从下口，痛苦不堪。

那么，常见的牙齿疾病有哪些？

牙齿疼痛是大家最常见的、最害怕的问题。针刺样疼痛、搏动性跳痛、钝痛、隐痛……不同的疼痛表现对应着不同的疾病诊断。如果喝冷、热水不舒服，此时不一定是很剧烈的疼痛，仅是某一个部位接触冷、热水发生疼痛不适，那么可能是某颗牙齿被蛀了，学术上称为"龋齿"。若蛀牙有些深，接近牙神经，冷、热水便会进入龋洞内刺激牙神经，导致不适。如果牙齿阵发性的剧烈疼痛，尤其是入睡前疼痛剧烈，而且疼痛难以定位，并会放射至头面部，让人觉得半个脑袋都疼痛难忍，此时可能发生了牙髓炎。牙髓炎分为急性牙髓炎、慢性牙髓炎、慢性牙髓炎急性发作等情况，无论哪一种都是细菌侵入根管内，导致牙神经发炎。如果牙齿平时没什么感觉，但一咬东西或单纯上下颌牙齿用力咬起来时就疼痛明显，这时候可以准确指出疼痛牙齿的部位，那么此时发生的问题可能是慢性根尖周炎，也可能是牙隐裂，仍需要进一步临床检查以明确诊断。吃药是没有办法解决发生于牙齿的病损，因此一旦发生这几种情况，建议大家尽快就诊，以尽可能保存天然牙。

除了以"牙齿疼痛"为突出症状的疾病外，还有不少患者经历着刷牙时牙龈总出血的困扰。如果自行在网上搜索病因及解决方案，很多得到的都是"白血病""血癌"等信息，由此引发内心的极度恐惧。其实，很大一部分成年人发生牙龈出血均为牙周病导致的，有些患者可能由于血压较高，还可能会导致牙龈出血量较大。此时，只要耐心去医院检查，保持口腔卫生，疾病自然可以被控制。

由于我国居民的口腔健康意识尚不健全，有很多牙周病患者并未得到及时有效的牙周治疗，并因此造成牙齿脱落，学术上称之为"牙列缺损"。针对这类患者，虽然其主诉内容是多牙缺失，要求装假牙，临床医师也应建议其在控制牙周炎症后再行义齿的修复，这样更有利于患者的口腔健康乃至全身健康。义齿修复种类包括可摘义齿修复、固定修复、种植修复等，采用何种修复方式需要医生根据患者的口内情况并结合影像学检查，协调患者的诉求后，方可作出决断。

还有的患者部分牙齿发生缺损，学术上称之为"牙体缺损"，可以根据缺损的大小、形态来进行牙体的充填，也就是大家常说的"补牙"。目前可用树脂材料、银汞材料或嵌体等进行补牙治疗。

有很多年轻患者或成年患者的口内最后一颗

牙齿的牙龈经常会肿,尤其在休息不好、口腔卫生维护不好时,有时候肿痛严重会导致局部溢脓,甚至还会发生嘴巴张不开的情况。去医院一拍X线片,发现有智齿没有长出来或者是长歪了,旁边的牙龈有一部分盖在智齿上,导致智齿肿胀发炎,学术上称之为"冠周炎"。这种疾病极为凶险,必要时需进行抗炎治疗,严重情况下若患者出现呼吸不畅,需行气管切开保证呼吸通道,并在炎症消退后尽快拔除病灶牙。

口腔溃疡也是常见的口腔疾病,大众习惯称之为"上火",表现为口内不固定位置的圆形病损,表面覆盖黄色假膜,边缘红,中央凹陷,触痛明显,一般2周内可自行好转。但若是溃疡发作频繁,一个月里不见停歇,比如可能左颊还没好舌头上又发了,还是建议尽快就医,使用一些止痛、促愈合的药物减轻疼痛,并辅助一些免疫调节类的药物减缓溃疡发作频次。此外,越是长久不愈合的溃疡越需要警惕,需要抓紧去医院就诊。

疾病篇：常见的牙周疾病有哪些

 12. 牙龈出血，原因真不少

生活实例

　　25岁的王女士被牙龈出血的问题困扰了很多年，刷牙会出血，啃苹果会出血，有时漱个口也会出血。王女士四处求医问药，她先换了中草药牙膏，但是收效甚微。后来用了一些清热解毒的方子，有时吃着似乎有点用，但是时好时坏。王女士想这也不是个办法，甚至一度担心自己是不是得了不治之症。直到听了朋友的建议去看牙周医生，才知道自己原来是牙龈发炎了才会一直出血。医生告诉王女士，牙龈炎也是病，但只要经过系统的治疗就可以得到明显改善。

很多人在生活中都会遇到刷牙出血的情况。出血的本质是血管的破裂，因此，只要造成了牙龈中血管的破裂，就会引起出血。健康状态下，牙龈出血主要由机械损伤造成，比如刷牙时用力过猛，或者错误使用牙签等行为造成了牙龈的损伤，牙龈中的血管受到破坏，引起牙龈出血。此时，掌握正确的口腔卫生维护方法后，出血自然可以止住。但多数情况下的牙龈出血提示牙龈组织正处于炎症状态下。在牙龈炎的状态下，牙龈结缔组织内毛细血管会增生、扩张和充血，同时保护血管的上皮也可能因为炎症而变薄，这使得牙龈中的血管极其脆弱，微弱的刺激就会破坏血管上皮，造成出血。

　　牙龈怎么会处于炎症状态呢？龈缘附近牙面上堆积的牙菌斑是慢性龈炎的主要病因，其他因素如牙结石、食物嵌塞、不良修复体、牙错位拥挤、口呼吸等可促进菌斑的积聚，引发或加重牙龈炎症。

　　龈炎治疗上以对因治疗为主。一些局部或全身促进因素应尽可能去除或控制，口腔卫生的维护在整个治疗过程中尤为重要。正确掌握刷牙方法和辅助清洁工具的使用方法是非常重要的，可以有效实现菌斑控制。对于很多长期没有清洁到位，一刷牙就出血的患者，其牙齿周围堆积了大量的牙结石，光靠牙刷和牙线已经无法去除了。这时候就需要到医院接受龈上洁治，也就是大众口中的"洗牙"。有的牙结石堆积的时间较长，形成了牙周炎，不仅在牙龈上看得到的地方会长，在牙龈盖住的地方也会有牙结石附着在牙面上，这种情况下单做洁牙治疗就不够了，还需要做龈下刮治。

除了最常见的牙龈炎症，牙龈瘤也可能导致出血。大部分的牙龈瘤是由于菌斑、牙结石刺激而产生的，也有部分女性怀孕时因体内激素水平的改变而突发牙龈瘤，但这类牙龈瘤大多在分娩后缩小或停止生长。当出现牙龈瘤时，牙龈瘤可能本身就是血管增生性的，在进食和刷牙时触碰后出血非常明显。大部分牙龈瘤生长缓慢，但当肿块较大时易被咬破，而发生溃疡和出血。出现牙龈瘤后应及时就医，主要以手术切除为主，但有一定概率复发。恶性肿瘤如牙龈癌，其表面常呈菜花状，且质地较硬，肿块的活动度差。若表面发生溃疡后也会有出血症状，可伴或不伴有局部的疼痛、麻木等症状。

当然，面对牙龈出血，还要考虑全身因素。必要时进行血液生化检查以排除血液系统疾病，评估全身健康状态。长期抗生素应用史会导致血小板减少，造成凝血功能障碍。一些抗凝药如阿司匹林、氯吡格雷等的使用也会导致出血不止的情况。

在排除全身系统性疾病或长期药物应用史导致的出血因素后，牙龈出血通常是牙周疾病的"吹哨人"，提示近来的口腔卫生不佳，需要仔细做好口腔卫生维护，必要时需进行牙周洁刮治以控制炎症。

简单的养护法

● 菌斑、牙结石等刺激因素会导致牙龈炎症的产生，进而出现牙龈出血的症状。

● 牙龈瘤、血液系统疾病，或长期服用抗凝药物也可能导致牙龈出血。

● 做好口腔卫生维护，必要时需进行牙周刮治有助于维护牙龈健康，改善牙龈出血。

13. 感觉牙龈退缩，找对原因是关键

 生活实例

刘小姐最近照镜子时发现自己下面靠前的一排牙齿的牙龈退下去了。不仅显得牙齿长了，很不协调，吃东西碰到冷的、酸的还格外敏感。之前不注意，一旦发现了以后，刘小姐觉得牙齿、牙龈哪哪都不舒服，连笑都开始遮遮掩掩了，这样下去牙龈会不会越退越往下呢？于是，她去看了牙周医生，牙周医生告诉刘小姐，虽然退缩的牙龈很难复原，但是通过牙周治疗和维护，可以防止退缩进一步加重。

牙龈退缩是指牙龈边缘向釉牙骨质界的根方退缩，致使牙根暴露。而釉牙骨质界就是牙齿的牙冠和牙根之间的分界线，在健康情况下，牙龈边缘的高度基本保持在釉牙骨质界水平或略高于釉牙骨质界1～3毫米。每个人的牙齿长宽比略有

不同,有些人的牙齿相对瘦长一些,照镜子时会感觉自己牙齿变长了,便怀疑是不是牙龈退缩。其实通过临床检查,只要牙龈边缘保持在釉牙骨质界或略上方,就属于正常范围。通常牙根的颜色比牙冠偏黄,当牙龈边缘退缩暴露了牙根部分,可以看到二者黄白的交界线即釉牙骨质界时,才称之为牙龈退缩。

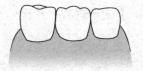

正常牙周组织

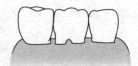

牙龈退缩

导致真正发生牙龈退缩的原因有很多,常见的因素有以下几种。

(1)口腔卫生不良:口腔中细菌的堆积在牙周炎的发生、发展过程中起着非常重要的作用。当牙齿周围堆积过多的细菌及其代谢产物后,会引起牙龈的炎症,对牙龈造成一定损伤,长期炎症反应易导致牙龈退缩。

(2)机械创伤:尽管牙龈有一定的自愈能

力,但有时候机械创伤可对牙龈造成的损伤不可逆。牙龈边缘一旦破损就很难恢复到原来的位置,出现牙龈退缩。最常见的机械创伤是刷牙方法不当。此外,牙签和牙线使用不当,还有用指甲反复抠牙龈对牙龈造成损伤也会导致牙龈退缩。

（3）解剖因素：不同人牙龈的厚度也有不同,薄型的牙龈在各种不利因素的作用下更容易发生退缩。一些唇、颊系带附着位置高,由于嘴唇和颊部运动对牙龈存在根向的牵拉,长此以往使牙龈边缘受到牵扯而出现牙龈退缩。人的牙弓是一个弧形,在这个弧形的转角处,如尖牙或前磨牙的位置,或一些牙齿拥挤人群的突出牙位,在受到机械创伤时,也容易发生牙龈退缩。

（4）正畸与咬合力：若牙齿受到了过大的外力作用,会对整个牙周组织造成损伤,出现牙龈退缩。咬合的力量过大,或者矫正时对牙齿移动的力量过大、速度过快时,也有可能造成牙龈退缩。因此,在正畸治疗方案设计的始终,应仔细考量牙齿的受力情况,及时治疗干预,并对后续牙齿移动方案可能出现的牙龈退缩加以预防。

（5）牙周炎治疗后：牙周炎患者由于口内牙结石和菌斑微生物的刺激，牙龈处于肿胀的状态。经过治疗后，牙龈因炎症消退而显露出已有的牙龈退缩。

牙龈退缩的类型很多，不同类型的牙龈退缩预后也不同。如果是持续加重的牙龈退缩，需要进行干预，否则会导致一系列严重的后果，如牙根暴露导致的敏感症状，根面龋坏，甚至牙齿的松动、脱落等。如果是轻度、稳定状态的牙龈退缩，当不再有继续加重的倾向时，可以随访观察。若牙龈退缩持续加重，要找到牙龈退缩的原因并加以干预。对于单个牙或少数几颗牙的牙龈退缩，在条件适合的情况下，可通过膜龈手术对牙龈进行修补，以恢复或部分恢复退缩的牙龈。但牙周炎治疗后的牙龈退缩几乎不可逆，这是由于牙龈附着的基础是牙槽骨，而牙槽骨在牙周炎进展过程中已逐渐吸收、减少，牙龈消炎后也只能与牙槽骨的高度保持一致，无法再生。

简单的养护法

● 长期口腔卫生差、刷牙力度过大、不良修复体、系带位置异常、不当正畸力或是牙周治疗后等因素都有可能造成牙龈退缩。

● 关注自身牙龈变化的进展，如果发现牙龈持续进行性退缩，应及时就医；若是牙龈位置相对稳定，可以继续观察，同时保持口腔卫生与定期牙周检查。

14. 牙缝变大原因多，及时就诊别忽视

生活实例

王阿姨四十多岁了，以前从来没有洗过牙齿，直到参加了社区组织的牙周健康科普讲座才知道原来应该一年至少洗一次牙。洗完牙的王阿姨确实感觉牙齿干净、舒服了不少，牙面上黄黄的脏东西没有了，刷牙出血也少了，但是没过多久，王阿

姨发现自己的牙缝变大了,两颗牙齿之间有了明显的"黑三角",这是什么原因呢?

临床上很多重度牙周炎患者的主诉症状便是"自觉前牙的牙缝变大,影响美观"。牙缝变大的原因一般分为两大类,即牙齿位置异常和牙间隙组织异常。

牙齿位置异常指的是牙齿因各种原因导致的移位,使得牙齿之间形成间隙。牙齿位置异常的原因有以下几种。

(1)慢性牙周炎:牙齿松动移位是牙周炎的主要临床表现之一。牙齿在牙列中的位置需要足够高度和健康的牙周组织支持。正常牙齿是生长在牙槽骨中的,牙槽骨外侧包裹的是牙龈。当患者的口腔卫生不良,菌斑、牙结石不断堆积,就会导致牙周炎的发生。随着牙周炎的不断进展,牙槽骨会发生吸收,随后牙槽骨的高度降低,继而牙龈萎缩。当牙槽骨的高度降低时,维持牙齿稳固支持的力量自然减弱了。而在平时的咀嚼、进食等过程中,咬合是对整个牙列有作用力的。正常情况下,咬合的作用力与牙齿的支持力量维持着平衡。当牙齿的支持力量减弱时,咬合作用力就可能将牙齿向受力方向移动,造成牙齿的位置改变,前牙扇形排开,从而产生牙缝变大的现象。当出现上述情况时,常常还伴随牙齿的松动。因此,当发现牙缝变大且牙齿松动时,应及时治疗牙周炎,防止其进一步加重。

（2）先天因素:每个人牙齿的排列都是不同的,牙齿的大小也有差异,这都与遗传因素有关。牙齿排列在人体的颌骨内,颌骨发育得宽大或窄小使得每个人的牙齿排列稀疏或拥挤程度也存在不同,在口腔正畸科多见牙列拥挤的患者。对于颌骨宽大、牙列稀疏的患者,往往存在牙齿缝隙过大的问题,有的人可能早期没有注意,后来发觉自己牙缝增大,可能是先天就已经存在的。这种先天存在的牙列稀疏,可以通过牙齿矫正解决。

（3）牙齿缺失:正常情况下,口内的牙齿都是连续排列的,咬合的牙齿就像齿轮一样紧密结合,这也帮助每颗牙齿维持它们各自的位置。当口内牙齿出现缺失时,邻近的牙齿或者对颌的牙齿都可能向这个缺牙的间隙移动,从而造成缺牙间隙越来越小,而远离缺牙间隙侧的牙缝逐渐变大。因此,当出现牙齿缺失后,要尽快修复缺失牙,防止牙齿移位。

(4)解剖因素:有些患者口内存在的一些结构异常也会导致牙齿缝隙变大。如上唇系带附着位置过低,即当牵拉上唇时,可看到系带附着的位置紧邻两颗门牙,存在这种情况的患者牙缝通常会较大。还有的牙缝变大可能与多生牙有关。当发现两颗牙之间的缝隙较大,而唇系带正常,或又不存在牙周炎影响的情况下,可能是这两颗牙下面埋伏了一颗多生牙,挡在了两颗牙齿中间,造成了牙齿的间隙。

(5)不良习惯:不良的口腔习惯也会造成牙缝变大,在小孩中特别多见。如在婴幼儿时咬奶嘴的习惯,读书后出现啃手、咬笔头或者吐舌头等习惯,这些习惯对牙齿来说都是过大的外力,会破坏其与牙齿支持力量之间的平衡,造成开𬌗,出现牙缝变大的情况。及时纠正不良习惯或正畸介入可改善牙缝变大的问题。

（6）咬合的改变：咬合力量与牙齿支持力量的平衡是维持牙齿位置的关键。当支持力量不足时，就会出现牙缝变大；当咬合力量过大时，也会出现牙缝变大。牙齿的形态异常、接触异常、牙齿的缺失、唇颊舌肌力异常都可能造成局部或整体的咬合力量过大，影响牙齿的位置，造成牙缝变大。

（7）牙齿间隙组织异常：是指牙齿之间的各种组织出现炎症等病损后，形态改变导致的牙缝变大。牙齿的形态都是上宽下窄的，两颗牙齿排列在一起必然存在间隙，而正常情况下这些间隙就由两颗牙之间的多种组织所填充，包括牙根、牙槽骨、牙龈。

在牙周炎患者中，由于邻牙间牙槽骨的吸收，也会出现两颗牙之间的牙龈退缩，牙周炎的逐渐进展会造成牙缝的逐渐变大。而已有牙周炎的患者进行牙周治疗后，由于牙龈炎症的消退，也会出现牙缝变大的现象。日常维护中若存在出现食物嵌塞且不注意对牙齿邻间隙的清洁，将会导致牙齿发生龋坏，加重牙缝变大现象，恶性循环，不利于口腔健康。

简单的养护法

● 牙齿位置异常和牙间隙组织异常都会导致牙缝变大。

● 当上前牙出现缝隙增大、牙齿扇形排开,甚至伴随牙齿松动时,应及时治疗牙周炎。

15. "飘出来"的前牙

 生活实例

周先生近来照镜子时发现,自己的一颗大门牙似乎往外"飘出来"了。原本整齐排列在一起的两颗大门牙似乎变成了一前一后,甚至越来越明显,嚼东西也感觉软绵绵地使不上力。周先生是一名人民教师,门牙的"变故"使发音和形象出了问题,让他十分困扰。在尝试用手搬牙齿无果后,周先生只能去求助医生。

上前牙"飘出来"不仅影响面部美观,还会导致发音、吐字不清晰，给日常生活带来很大的困扰。那么，上前牙"飘出来"是怎么回事呢？

判断牙齿往外飘的原因，需要结合患者的年龄、病史及检查结果做具体分析。如果是中老年人，最常见的原因是患上了慢性牙周炎。由于各种原因，特别是自我清洁不足导致的长期口腔卫生不良，会使牙齿周围堆积大量软垢，促进细菌附着牙面，细菌及其代谢产物会引发牙齿周围组织炎症。如果炎症长期持续，就会导致牙槽骨的吸收，当剩余牙槽骨不足以提供对抗正常咬合力时，也就再难以维持牙齿的稳固，牙齿可能会逐渐松动、移位，甚至扭转和伸长。患有牙周炎的牙齿，若出现了急性的牙周脓肿，牙齿松动和移位的症状会更明显，但该疾病病程较短，炎症控制后松动和移位可减轻。总之，慢性牙周炎的患者可能会有上前牙"飘出来"的症状，而且由于牙周炎的进展时间很长，出现这种症状的多为中老年人。

如果是青少年，甚至是儿童出现牙齿往外"飘"的症状，比较常见的原因是先天因素或者不良习惯。人体的外貌受遗传的影响是相当大的，其中包括牙齿的排列以及上下颌骨的前后位置等。有的小孩会出现先天的前牙过于凸出，看似"飘出来"。除了遗传因素，后天的不良习惯也会影响牙齿的排列，如幼儿时爱咬奶嘴、口呼吸、啃手、啃笔头以及吐舌等不良习惯，都会对前牙的排列造成较大的影响。因此，当发现青少年或儿童的前牙"飘出来"，先看是否是从幼年逐渐进展而来，同时结合其父母的牙齿情况，孩子平时的生活习惯等来判断。这种牙齿"飘出来"的问题可以在纠正不良习惯后予以必要的正畸治疗进行改善。

此外，也有一些与年龄无关的情况，比如当前牙因龋坏、裂纹、创伤等因素导致根尖周炎后，也可能出现牙齿"飘出来"的现象。根尖周炎的感染来源为牙齿内部坏死的牙髓，其炎症破坏在牙根尖。当炎症逐渐加重，根尖部脓液增多、积聚，而脓液又被囊腔包裹无法排出时，牙齿就会受压移位，看起来像是"飘出来"。如存在多生牙时，可能出现牙齿萌出受阻或萌出异位的现象。若多生牙的存在影响牙齿萌出、排列及功能行使,则应尽快拔除,并在拔除后对口内天然牙观察随访,必要时辅助正畸治疗以构建正常的咬合关系。

牙外伤是急诊中最常遇到的前牙"飘出来"的原因。当摔倒或受到撞击后,上前牙可能因外力移位,离开原来的位置。外伤后应及时就医,拍摄X线片,检查牙根的情况,排除根折后应进行松牙固定并长期随访,观察牙髓状况。若不幸出现根折,则有拔牙的可能。

 简单的养护法

● 牙周支持组织受损可能导致上前牙松动和移位,发生急性牙周脓肿时症状会进一步加重。

● 不良习惯如口呼吸、啃手指等也可能导致儿童或青少年牙齿"外飘"。

● 发现上前牙"飘出来"后,建议及时就诊检查,先明确病因,再根据医嘱行相应治疗。

16. 怀孕时牙龈肿要小心

刘小姐怀孕2个多月了,有了小宝宝的喜悦却伴随着烦恼,那就是刘小姐发现自己的龈乳头肿起来了。龈乳头鼓起来像一个个小球似的挤在牙齿之间,虽然不痛不痒的,但是一碰就出血,还有越长越大的趋势。刘小姐担心极了,好在牙周医生告诉她这是由于局部刺激加上怀孕期间激素变化导致的,通过个人菌斑控制和专业牙周治疗就可以得到改善。

怀孕时期出现的牙龈肿,最常见的是全口牙龈肿,尤以前牙区为重。这类人群在怀孕之前牙龈肿可能并不明显,对口腔卫生的重要性也不太了解,因此并没有及时治疗。在日常生活中,口内刷牙和牙线清洁不到位,在牙齿周围就会有菌斑及食物残渣等的堆积,时间长了会矿化成牙结石。

这些菌斑的刺激是导致牙龈肿的直接病因，如果没有菌斑的存在，怀孕过程中并不会出现牙龈的炎症。

牙龈是女性激素的靶器官，妊娠期间女性体内激素水平发生变化，甚至可高达平时的 10 倍，这使得牙龈对局部刺激的反应增强，易使原有的因菌斑导致的慢性炎症因妊娠而加重，临床上可表现出少量的菌斑、牙结石即可造成比较严重的牙龈肿胀。这类牙龈肿在医学术语中又称为"妊娠期龈炎"，分娩后肿胀可自行减轻或消退。因此，在怀孕期间要维护好口腔卫生，如果病情较为严重，可至口腔医院去除菌斑及牙结石等刺激因素。

怀孕时期出现的牙龈肿也可能是牙周脓肿导致的。牙周脓肿表现为某颗牙齿的牙龈出现圆形或半球形肿胀突起。一般在怀孕前就存在局部的慢性炎症，由于激素水平的变化导致的炎症加重。牙周脓肿和牙槽脓肿是不同感染来源的疾病，要加以区分。牙周脓肿是由于局部的牙周炎进展较重，同时有菌斑、牙结石的堆积导致的，这种牙龈的肿胀一般更靠近牙齿的部分，疼痛程度相对较轻，但牙齿松动比较明显。牙槽脓肿多由于蛀牙或牙齿的大面积缺损导致的根尖周炎发展而来。这类疾病通常牙齿存在龋病，或曾进行过龋病的充填治疗，牙齿的松动度较轻，但疼痛程度较重。

如果怀孕时期出现牙龈肿的部位局限，且在下颌某一侧最后一颗牙的位置，还可能是冠周炎。这类患者通常存在智齿，且智齿未完全萌出，甚至在口腔中只露一点牙冠部分。当怀孕时，由于身体激素水平的变化，局部的刺激反应加重，导致妊娠期间冠周炎的发病率较高。症状通常表现为下颌某一侧最后方的牙齿感到自发痛、咬合痛，局部的牙龈肿胀明显，严重的甚至出现张口受限。

妊娠期还有一种较为特殊的牙龈肿是"妊娠期龈瘤"，表现为局部牙龈出现瘤样增生物。妊娠期龈瘤的发生也与激素水平的升高有关，龈瘤的颜色多为鲜红或暗红，质地松软，极易出血。有些龈瘤表面可能有溃疡和脓性渗出物，一般可以找到局部刺激因素。多数龈瘤在分娩后可逐渐消退，但有部分患者在妊娠期间龈瘤会逐渐增大，甚至影响咀嚼和进食。

因此，建议各位准妈妈们在妊娠前进行全面的口腔检查，这有助于排除口内的各种危险因素，预防口腔疾病并对病损早期干预，从而可以有效避免妊娠期间口腔疾病的发生。

简单的养护法

● 妊娠期龈炎常始发于妊娠 2～3 个月，8 个月时达到高峰，分娩后 2 个月可以减轻至妊娠前水平。

● 妊娠期龈瘤常始发于妊娠第 3 个月，分娩后通常能自行缩小，必要手术时应尽量选择在妊娠 4～6 个月时。

● 妊娠前应尽可能排除局部刺激因素，妊娠期间保持良好的个人菌斑控制和维护治疗有助于避免疾病的发生。

17. 牙龈瘤不是真的肿瘤

张女士的龈乳头上长出了一个小"肉球",她担心这个越长越大、一碰就出血的小肿块是恶性肿瘤,于是找到口腔医生进行咨询。医生告诉张女士,她长的肿块是牙龈瘤。虽然名字中有"瘤",却不是真正的肿瘤,而是由于局部长期刺激导致的炎症反应性增生,可以手术切除,只是有复发的风险。张女士一听不是癌症,便放心了不少。

对于牙龈肿物来说,一般分为两大类,一类是炎症反应性瘤样增生物,另一类是肿瘤性质的,表现为牙龈上缓慢增大的圆形或椭圆形肿块。临床常见的牙龈肿物大多不是真正的肿瘤。

菌斑加上局部刺激物如牙结石、食物嵌塞或不良修复体等可引起牙龈边缘局部长期的炎症反应,致使牙龈组织上长出炎症反应性增生物,临床

简单的牙周养护法

上多发生于单颗牙的唇、颊侧。肿块一般生长缓慢，较大的肿块可因覆盖牙面或妨碍进食被咬破，发生溃疡、出血或伴发感染。经过完善的牙周治疗，将刺激因素去除后，保持口腔卫生，牙龈肿物可缩小或完全消退。

某些药物的长期应用也可导致牙龈组织增生、肿大，增生的龈乳头呈小球状突起于牙龈表面并逐渐增大、相互靠近或相连，向龈缘扩展，严重时可波及附着龈。牙龈增生严重者可覆盖大部分或全部牙冠，严重妨碍进食，甚至还可将牙齿挤压移位。在药物性牙龈肥大中，菌斑依然是首要致病因素。牙周基础治疗与严格的菌斑控制可有效缓解病症。

牙周脓肿有时也会表现为牙龈的局部肿大，这类患者通常有较严重的牙周炎。牙周脓肿的部位可以发现牙齿松动度加重，但疼痛没有特别明显，按压肿胀处会有一种波动感，或者在按压的时候会发现牙龈周边有脓液溢出。出现牙周脓肿要及时排脓引流，并去除导致牙周脓肿的大块牙结石，也可以辅助使用抗菌药物。

如果出现局部的牙龈球形肿物，但牙齿松动度没有特别明显，而疼痛程度较重时，可能是根尖周炎。这类患者通常可以观察到牙齿的龋病、外伤或曾行过龋病充填治疗。根尖周炎的发生就是来源于牙齿的缺损引发的牙髓感染，感染积聚在牙根尖形成脓液。因此，判断牙齿发生根尖周炎时，要针对牙齿进行开髓引流，减轻髓腔压力，缓解疼痛，控制感染。

　　此外，未拔除智齿的患者如果智齿的生长情况不佳，可能会出现围绕智齿产生的冠周炎，有些看起来也是牙龈上肿起一个"肉包"。很多人的智齿无法萌出，或仅有小部分能萌出。盖住智齿的牙龈就容易形成一个藏污纳垢的"盲袋"，当里面堆积较多的食物残渣及细菌后，就可能发炎，导致牙龈肿胀。应对冠周炎，要冲洗干净"盲袋"内容物，同时进行抗菌药物消炎治疗，炎症消除后建议尽快拔除智齿。

　　需要注意的是，因局部刺激因素或内分泌改变导致龈乳头部位的炎症反应性瘤样增生物，其来源为牙周膜及牙龈的结缔组织，并无肿瘤的生物学特征及结构,不是真性肿瘤。牙龈瘤的主要治疗方法是手术切除,但切除必须彻底,否则易复发。

恶性肿瘤亦可发生于牙龈组织,多见于老年患者,生长很快,可能两三个月就有明显变化。肿瘤的形状不局限于球形,肿瘤可能表现为经久不愈的溃疡,也可能是菜花状的肿物,而且仔细观察肿物的边缘,与周边的分界可能并不明显。肿瘤质地一般较硬,活动度较差。恶性肿瘤对身体也有显著影响,可能感到局部的疼痛、麻木、出血等,也可能出现张口受限、头痛、面瘫等,病程较长的患者还会出现消瘦、贫血等晚期症状。

简单的养护法

● 牙龈瘤是牙龈组织表现出炎症反应性增生物,可以通过手术切除,但切除不彻底容易复发。

● 面对牙龈肿物,患者应及时就诊,拒绝焦虑,积极配合医师治疗,在对因治疗或对症治疗后才能争取获得稳定的治疗效果。

18. 牙龈肿胀不等于"上火"

 生活实例

　　刘大爷今年六十多了,牙口还算不错,就是总觉得牙龈有点红肿,有时肿得厉害了,牙齿之间像长了一个个小球似的。刘大爷去看了牙周医生,洗了几次牙后稍有好转,但是过些日子又肿了起来。医生也觉得奇怪,一问病史才得知,刘大爷的身体很好,就是有点高血压,平时吃硝苯地平控制血压,牙龈肿胀与他吃的药有关。于是,医生告诉刘大爷需要内科医生会诊换药,并且定期进行牙周维护治疗。

　　牙龈突然莫名其妙地肿了,吃东西也不敢用力。大部分人会认为是最近没休息好,或吃了不该吃的,导致"上火"了。俗语中的"上火",就是牙龈组织中的炎症反应,临床表现有牙龈红肿、牙龈增生。如果平日里不注重口腔卫生,就容易出现牙龈肿痛等口内不适的情况。

慢性龈炎是一种极为常见的牙龈疾病,龈缘附近牙面上堆积的牙菌斑是慢性龈炎的始动因子。其他因素如食物嵌塞、不良修复体、牙拥挤错位、口呼吸等均可促进菌斑的堆积,引发或加重牙龈炎症。慢性龈炎患者牙龈肿胀、肥大的持续时间通常较长,但无明显疼痛感,其主要自觉症状为出血,如刷牙出血、咬硬物出血等情况。有时牙龈充血、水肿可呈鲜红或暗红色,此时,牙龈缘的形态也与健康状态大为不同,牙龈组织肿胀使龈缘变厚,龈乳头圆钝肥大,不再紧贴牙面。炎症状态下,原来质地紧密坚韧的牙龈变得松软脆弱,失去弹性,但有些慢性炎症会导致牙龈表面上皮增厚,使牙龈变得坚硬肥厚。

在菌斑为始动因子的基础上,处于青春期的患者,或者处于妊娠期的患者,由于激素水平增高,原有的慢性炎症加重,使牙龈肿胀或形成龈瘤样改变。青春期龈炎多发于前牙唇侧的龈乳头及龈缘,唇侧牙龈肿胀较明显,龈乳头易形成球状突起,颜色呈暗红或深红,表面光亮,触碰易出血。

妊娠期龈炎除上述表现外，还可表现为龈乳头瘤样肥大。

长期服用某些药物也可引起牙龈的纤维性增生和体积增大，如苯妥英钠、环孢素、硝苯地平等。一般在开始用药后的1～6月，增生始于唇颊侧或舌腭侧的牙龈乳头的小球状突起，通常波及多个牙面，相互靠近相连，盖住部分牙面。多数患者无自觉症状，无疼痛。比较罕见的遗传性牙龈纤维瘤病及白血病患者也会造成牙龈广泛增生。

食物嵌塞、不恰当的牙签使用或被过硬、过锐利的食物刺伤可导致急性龈乳头炎，活动义齿或不良修复体的长期刺激也会造成龈乳头炎症，表现为龈乳头发红肿胀，探触和吮吸时易出血，有自发性的胀痛和明显的探触痛。

冠周炎的主要症状为牙冠软组织肿胀疼痛。智齿冠周炎是指第三磨牙牙冠周围的软组织炎症，是最常见的口腔疾病之一。炎症影响咀嚼肌可引起不同程度的张口受限，进食及吞咽困难。病情严重者还可能出现周身不适、头痛、发热、食欲减退等症状。

简单的养护法

● 根据牙龈肿胀肥大的发病过程，可大致判断为急性肿胀或是慢性肿胀。如果是急性肿胀，建议先口服消炎药，并尽早就医。如果是慢性肿胀，大致判断是药物、激素，或是单纯菌斑问题所引发的，可择期就医，谨遵医嘱。

● 多数牙龈肿胀都是由菌斑引起，而认真刷牙是最有效的、最便宜的、最可行的避免手段。

19. 牙龈肿痛不是"小毛病"

生活实例

张阿姨的身体一直很好，就是容易"上火"。每次一"上火"，嘴巴里某颗牙的牙龈上就会鼓出一个小包，痛得不行，有时还会流脓，而且感觉那颗牙齿都浮出来了。每当这时，张阿姨就会吃几天消炎药,忍一忍就过去了。体检时,张阿姨跟医生说了这个情况,医生提醒她,这可不是"上火"的事,赶紧去看牙医吧,当心拖得久了牙齿可能保不住了!

牙龈肿胀、疼痛的感受相信很多人都不陌生。绝大多数人的解释可能是换季时的适应性变化,免疫力低下或饮食过于辛辣、刺激造成的"上火"。但反复肿痛背后的原因究竟是什么呢?这种"小毛病"真的是能挨过去就好了吗?如果没有找到背后真正的原因并予以治疗,牙龈肿胀疼痛恐怕会一直持续。

引起牙龈肿痛常见的原因一般有两大类,一是牙齿的炎症波及牙周组织引发牙龈疼痛,如牙槽脓肿;二是牙周组织的急性炎症所引发的疼痛,如牙周脓肿、急性龈乳头炎、急性坏死性溃疡性龈炎等。

(1) 牙周脓肿:牙周脓肿的形成通常是牙周炎发展至后期,出现深牙周袋后的一种常见并发症。主要因为深牙周袋内壁的化脓性炎症向深部结缔组织扩展,而脓液无法排出造成的肿胀。通常起病较急，疼痛剧烈。在患牙的唇颊侧或舌腭侧牙龈形成椭圆形或半球状的肿胀突起。牙龈发红、水肿，表面光亮。脓肿早期，炎症浸润广泛，可有搏动性疼痛，因牙周膜水肿而使患牙有"浮起感"，后期疼痛减轻，轻触牙龈可有脓液溢出。急性的牙周脓肿可发生于单颗牙齿，也可同时发生于多颗牙齿，或此起彼伏。严重的牙周脓肿还会伴随较明显的全身不适。

（2）急性龈乳头炎：发生急性龈乳头炎的直接原因是机械或化学刺激。如食物嵌塞造成龈乳头的压迫及食物发酵产物的刺激；不恰当地使用牙签或被过硬、过锐利的食物刺伤；带有活动义齿或不良修复体刺激造成的龈乳头炎症。表现为龈乳头发红、肿胀，探触和吮吸时易出血，有自发性的胀痛和明显的探触痛。

（3）急性坏死性溃疡龈炎：发生于龈缘和龈乳头的急性炎症和坏死，现在已比较少见。初始表现为龈乳头充血、水肿，个别龈乳头发生坏死性溃疡，病变迅速向邻牙拓展，使龈缘如虫噬状。患处极易出血，甚至有自发性出血。疼痛感十分明显,并且有典型的腐败性口臭。

（4）牙槽脓肿：当牙髓根尖病变急性发作时，通过根尖孔或侧支根管引起根尖周围组织的病变或根分叉病变，有可能会影响到牙周组织。表现为脓肿靠近牙根根尖部位的黏膜，急性期时黏膜肿胀、光亮，压痛，有波动感，轻触患牙即有剧烈疼痛感。脓液由根尖向唇、颊舌侧黏膜排出后，疼痛减轻。

（5）智齿冠周炎：冠周炎的主要症状为牙冠软组织肿胀、疼痛。炎症影响咀嚼肌可引起不同程度的张口受限，进食及吞咽困难。病情严重者还可能出现周身不适、头痛、发热、食欲减退等症状。

（6）复发性疱疹性龈口炎：常见于成人，也会表现出明显的牙龈疼痛，其病程为 1～2 周，多可自愈，必要时可辅以抗病毒治疗。

 20. 要避免因牙周炎而"失牙"

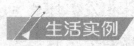 生活实例

一直以来，杨女士都觉得自己的牙龈状况不

是太好，但说不上来究竟哪里不舒服。她发现自己的牙龈总是出血，颜色与以前相比，似乎变暗、变红了。龈乳头圆圆的，感觉牙龈似乎不是紧紧地贴在牙面上了。杨女士因为工作忙，一直没有当回事，拖着没去看医生，以为换一种牙膏，换成电动牙刷就能不治自愈，没想到现在好像很多牙齿都隐隐松动了！

牙周炎可以发生于任何年龄，并随着年龄增长，其患病率和疾病的严重程度会增加。牙周炎起病和发展非常缓慢，且多由龈炎发展而来，早期症状常被忽略。牙周炎患者多在疾病中晚期症状明显时就诊，此时治疗所需的时间、花费投入较大。

牙周炎的最初表现即发生于牙龈，这也是因为牙周炎的病因——菌斑早期阶段主要积聚于牙龈周缘。作为菌斑微生物的直接受害者，牙龈炎症的最初临床表现为龈沟探诊出血。探诊是牙周专科检查的内容之一，患者最常感受到的是在刷牙或啃苹果等硬物时出现牙龈出血的现象。此时,若患者认真刷牙,牙龈炎症可改善或消退,但更多时候,患者往往因畏惧出血而不敢好好刷牙,导致出血部位的食物残渣及菌斑越积越多,牙龈炎症日益加重。接着,患者会发现自己的牙龈从粉红色转变为鲜红色或暗红色。牙龈的外形也发生改变,不再如"扇贝样"菲薄并紧贴牙面,牙龈尤其是两牙之间的龈乳头会出现水肿、圆钝,与牙面不再紧贴的现象。对于吸烟患者,其牙龈状态的改变略有不同,虽然也存在牙龈组织的炎症反应,但由于烟草中含有的尼古丁、焦油等有害物质可毒害牙龈组织,造成牙龈毛细血管萎缩,其牙龈出血的症状反而不太明显,转而以牙龈萎缩、纤维增生为主要症状。

牙龈组织的炎症若不加以干预,将会向牙根不断进展,造成龈沟加深,从而形成牙周袋,这也是牙周炎最重要的病理改变之一。牙周袋一旦形成,患者的日常口腔维护如刷牙,使用牙线、冲牙器等,便难以清洁附着于袋内的龈下菌斑。牙周袋的袋上皮薄,表面常有糜烂或溃疡,食物嵌塞或机械刺激会引起患者疼痛,有时还会出现袋内溢脓的现象。在口腔急诊中常常遇到一些口内出血的患者,在排除系统性出血性疾病及长期药物应用史后,仔细检查其口内情况,出血源头多为存在深牙周袋的重度牙周病患牙。

牙槽骨吸收是牙周炎的主要病理变化。对于患者而言,牙槽骨吸收会导致牙龈退缩,牙齿间缝隙增宽,日常生活中更易出现食物嵌塞等困扰。有些患者也会因牙龈退缩而出现牙齿冷、热刺激敏感,牙根根面龋等问题。牙槽骨的吸收会使得牙周支持组织减少,这是牙齿松动的最主要原因。临床中很多患者是因为牙齿松动了才来医院就诊,这时拍摄 X 线片,大多可观察到牙槽骨吸收达根长的 1/2 以上。要知道,牙槽骨的吸收是不可逆的。虽然在牙周治疗中存在一部分再生性手术,但再生性手术的适应证较为严苛,很多重度牙周炎患牙并不满足再生性手术指标,其预后可疑或无望。

未经治疗的牙周炎的最终结局为失牙,而牙周炎引起的附着丧失是缓慢的、连续进行性的过程,它可能会在患者身体免疫力提高时蛰伏表现出"静止"状态，而一旦患者因劳累、焦虑等出现免疫失衡，牙周炎会迅速进入病变"加重期"。牙周炎是难以治愈的，但及时有效的治疗可以有效控制其病变，使其长期稳定于"静止期"。

简单的养护法

● 牙龈炎症是牙周炎的早期表现，具体表现为牙龈出血和牙龈颜色、质地的改变。

● 牙周炎难以治愈，但及时有效的治疗可以避免疾病进一步进展，减少失牙的发生。

21. 不是只有老年人才会牙齿松动

生活实例

周先生今年三十岁，却发现自己似乎得了一个"老年病"。他发现嘴里的牙齿在最近几年间陆陆续续出现了松动，有前面的"门牙"，也有后面的"大牙"，这导致他吃起东西来越发地力不从心。

他抱着忐忑的心情去看了牙周医生，医生告诉他确实有一些易感人群和他一样年纪轻轻牙齿就松动了。虽然他的个别牙齿只能拔掉，但是通过积极配合专业系统的牙周治疗，还是能够保留大部分的牙齿。

其实无论年龄如何，牙齿松动本就是一种疾病状态。牙齿好比树木，牙周支持组织好比土壤，牙齿松动的主要原因是牙周支持组织的丧失，就像水土流失地区的树木，没有足够的土壤做承托，树木也难以稳固。而健康的牙齿都有正常的生理性活动度，可以缓冲咬合力量，保护牙齿。生理性活动度主要是水平方向的，如果我们用手指轻轻摇动牙齿，可以感觉到牙齿有轻微的晃动；而在垂直方向上，活动就更加微小，不易被察觉，通常只发生在咀嚼食物时。牙齿一般超过生理范围的活动，才可以被称为牙齿松动。

年轻人群出现牙齿松动的常见原因有以下几类。

（1）外伤：由于受到撞击、摔伤、咬硬物等意外，过大的外力可使得牙周膜受到伤害，造成牙齿松动。若松动尚不严重，可以先自己观察；若患牙松动程度较大，甚至脱落，则需尽早到医院就诊，必要时进行松牙固定或牙再植。

（2）牙周炎：牙周炎会导致牙槽骨吸收，牙槽骨吸收使得牙周支持组织减少，继而引发牙齿松动。

（3）其他疾病：牙周膜的急性炎症如急性根尖周炎，颌骨占位性病变如颌骨囊肿等也可导致牙齿的松动。而坏死性龈炎、维生素缺乏症、糖尿病等也会造成牙齿的松动，这些疾病均会对牙龈和牙周组织造成影响，进而导致牙齿松动的出现。

牙齿松动的治疗，首先要调𬌗与松牙固定。如果是外伤引起的牙齿松动，若情况较轻，一般在进行𬌗治疗后，可帮助建立起平衡的咬合关系，减轻牙周组织的负担，有利于牙周组织的修复和健康。若情况较为严重，应及时就诊，尽早采用牙周夹板固定松动牙，使其成为新的咀嚼单位，用以分散𬌗力，使牙周组织得到生理性休息，有利于愈合。

对于因牙周炎而导致的牙齿松动，首要治疗原则是彻底消除感染，如使用洁治和龈下刮治等必不可少的牙周基础治疗手段。其次，可以辅助以抗菌药物和手术治疗。在满足适应证前提下可以考虑再生性手术以期获得一定的牙周支持组织。最后，应当注重定期维护，防止复发，如有必要，再次采取相应的治疗措施。需要注意的是，牙槽骨的吸收是不可逆的，定期有效的牙周治疗可以消除炎症，缓解牙齿松动症状。

针对其他原因引起的牙齿松动，应尽早就医，解除病因。

诊疗防治篇：早日远离牙周病

 22. 牙周病治疗强调"早"

牙龈炎作为牙周炎的前期阶段，并不是所有的牙龈炎都会加重转归为牙周炎。牙周炎病变呈静止期和加重期交替出现，静止期的特征是炎症反应轻，没有或很少有骨和结缔组织的附着丧失。当牙周组织发生牙槽骨吸收、结缔组织的附着丧失以及牙周袋加深时，意味着牙周炎处于加重期。

但是，得了牙周病并不意味患者的牙齿就会走向丧失的穷途末路。在牙周病的早期阶段，患者出现牙龈出血等临床表现，此时应当注重牙周健康，及时寻医问诊，接受牙周病治疗。牙齿的稳定主要来源于牙周支持组织，包括牙槽骨和健康的牙周膜。当炎症控制，牙周炎处于静止期时，牙齿的松动可有一定程度的恢复。但由于各种因素的制约，很多患者在就诊时主诉便是多颗牙齿松动。结合牙周检查与影像学检查，对于无保留价值或预后极差的患牙应在适当的时机拔除。作为牙周病治疗方法之一，适时地拔除无望牙可以更好地提高患者自我口腔保健的效率，提升牙周组织功能恢复的可能，为后期整体修复治疗的稳定效果提供保障。对于有保留价值的松动牙，在牙周炎症控制之后，牙周医师应积极找寻病因并做出干预，可以进行必要的咬合调整以建立平衡的咬合关系，必要时可做暂时性的松牙固定。在满足手术适应证的情况下，植入自体骨或骨替代材料以及生物膜，以期获得牙周组织的再生，也可在一定程度上缓解患牙松动情况。

由此可见，得了牙周病并不意味着牙齿会逐渐掉光，但不及时有效地控制牙周炎症会导致牙周炎症逐步发展，牙周支持组织的破坏不断进展加重，造成牙齿松动、移位，乃至丧失。

牙周炎对牙槽骨的破坏是不可逆的，这不仅

会损害自体牙,也严重制约了远期的义齿修复、种植修复。这造成的功能丧失、营养缺失以及心理障碍,甚至对全身健康和生活质量的影响都是巨大的。"8020"计划并不仅是简单的口内留存 20 颗牙齿,更重要的是 20 颗功能牙的存在,这对老年人群生活质量的改善意义深远。

 简单的养护法

● 牙周病治疗的总体目标是控制菌斑和消除炎症。

● 得了牙周病不用过于担心,经过系统地治疗,可以控制炎症的发展。

● 得了牙周病不及时有效地控制炎症会导致牙周炎症逐步发展,最终可能导致牙齿脱落。

23. 洗牙是专业的治疗手段

"洗牙"的专业术语叫龈上洁治术,是指用洁治器械去除龈上牙结石、菌斑和色素，并磨光牙面，以延迟菌斑和牙结石再沉积的速度。菌斑是牙周病的主要致病因素，牙结石是牙周病主要局部刺激因素，洁治术是去除龈上菌斑和牙结石的最有效方法，消除局部刺激，才能使牙龈炎症完全消退或减轻。洁治术是所有牙周治疗的第一步，对于牙周炎患者来说，只有经过洁治术后才能进行下一步的治疗。

专业的洁治器械分为手用洁治器和超声波洁牙机。手用器械洁治是基本的方法，效果明确可靠，是牙周专业医师的基本操作技能。手用洁治器需依靠手腕的力量刮除牙结石，比较费力且费时。随着器械的不断更新，大家更多选用超声波洁牙机。超声波洁牙机是一种高效去除牙结石的设备，具有省时、省力的优点，已成为龈上洁治的常规首选仪器。超声波洁牙机主要通过工作尖的细微振动去除牙结石、色素等沉积物。工作尖在超声振动的同时可以喷水，冷却工作头，并形成空穴作用，即在喷雾的水滴内有细微的真空泡迅速塌陷而产生能量，对牙结石、菌斑等产生冲刷作用,并将震碎的牙结石和血污冲走。牙面抛光是龈上洁治后必不可少的步骤,该步骤可去除牙面上残留菌斑和色素,使牙面光洁,降低菌斑的再附着速度和程度。

龈上牙结石常延伸到龈沟或牙周袋内而与浅的龈下牙结石相连,在洁治时应同时去除龈沟内的牙结石。对于深层的龈下牙结石,通常待龈炎减轻、出血减少时再行龈下刮治,用比较精细的龈下刮治器刮除位于牙周袋内及根面上的牙结石和菌斑,同时刮除牙根表面感染的病变牙骨质,并使部分嵌入牙骨质内的牙结石和菌斑也能得以清除,使刮治后的根面光滑而平整。

目前临床上可采用超声波和手用器械进行龈下刮治。龈下刮治是在牙周袋内操作,肉眼不能直视,故术前应先探明牙周袋的形态和深度,以及龈下牙结石的量和部位,操作过程中应随时用探针检查根面是否已刮净,因而超声龈下刮治对医生的技术有一定要求。超声刮治后一般可用手用器械进行适当的根面平整术,用3%过氧化氢溶液深入牙周袋内冲洗,将残余的牙结石碎片和肉芽组织彻底清除,完毕后可轻压袋壁使之贴附于牙根面,有利于止血和组织再生修复。在临床实践中,对于3毫米内的浅牙周袋,推荐应用超声器械进行牙周治疗,既可以达到与手工治疗相似的临床效果,避免手工刮治造成的牙周组织损伤引起临床附着部分丧失,而且操作上省时、省力。

在洁刮治后,每3~6个月复查牙周状况,根据检查指征、患者感受等决定是否及何处位点继续重复实施龈下刮治术及根面平整术,可根据个体状况选择手工或超声器械实施,以巩固疗效。

由此可见,"洗牙"可是小名头大学问。由于牙周病具有个体特异性和牙位特异性,牙周治疗计划是针对不同患者而单独设计的个性化方案,其治疗内容和项目是因人而异的。牙周病的治疗是采用多种手段、有序且需要较长时间才能完成一个阶段的治疗。使用牙周治疗的学术名称可以使牙周炎患者更好地认识到自身牙周病的严重程度,提升治疗的依从性,以期牙周治疗效果得以巩固,以求长期或终生保存牙齿。

简单的养护法

● 定期洁牙对牙周病的预防起到很关键的作用。

● 有时候不仅需要龈上洁治,更多需要龈下刮治才能彻底控制牙周炎。

 24. 治疗牙周病,不只靠洗牙

牙周病作为一种慢性感染性疾病,菌斑是其主要感染源,牙结石是其重要的促进因素。在刚清洁过的牙面上数分钟便可形成牙菌斑生物膜的获得性薄膜,牙菌斑于 10～30 天成熟达高峰。因而,在积极治疗阶段取得的效果并不能长期保持。此外,由于牙周炎的"进展前沿"为牙龈根方的非附着性龈下菌斑,单纯的"洗牙"不足以控制病变的发展,通常还要将龈下菌斑和牙结石清除,也就是需要做龈下刮治术。

一般在基础治疗(龈上洁治、龈下刮治等治

疗）结束后的4～12周对牙周情况（包括牙周袋探诊深度、牙结石及菌斑控制情况、牙槽骨形态、牙松动度等）进行全面再评估。此时，若仍有5毫米以上深牙周袋，且探诊仍有出血，或牙龈及骨形态不良等，有些严重的患者还需要进行手术治疗，以便在直视下进行彻底地根面平整和清除感染组织，并纠正牙龈及牙槽骨的外形，甚至可以植入自体骨或骨替代材料及生物膜以期获得牙周组织的再生。若在基础治疗后，牙龈的炎症基本消退，那么应进入维护阶段，需要定期复查和进行必要的补充治疗以巩固疗效。

牙周炎病变呈静止期和加重期交替出现。阶段性牙周病的良好治疗效果，一般称为控制，而绝不应认为是治愈。

牙周维护治疗是正规牙周系统性治疗中不可缺少的部分，是牙周疗效得以长期保持的先决条件。在牙周维护治疗阶段，牙周医师需要根据牙周炎患者剩余牙齿的病情以及全口菌斑控制的好坏，来确定复查的间隔期。治疗刚结束时，复查应勤些，以了解疗效保持情况。当病情稳定后，可酌情延长间隔期。在维护阶段复查的内容包括患者菌斑控制情况及软垢、牙结石量,可采用菌斑显示剂让患者看到治疗前后牙面附着菌斑的变化,体会差异,增加配合治疗的信心。复查时应检查牙龈炎症,观察探诊后有无出血,检测牙周袋深度、附着水平。必要时拍摄 X 线片监测和比较牙槽骨的变化,完善影像学检查对牙槽骨高度、密度及形态进行评估,检查患者咬合情况及功能、牙松动度,评估剩余牙列的功能与长期稳定性,同时关注包括吸烟、全身性系统性疾病、用药情况等危险因素的控制情况,完善对患者牙周炎复发的评估。在牙周维护治疗阶段,医师应根据复查发现的问题制订治疗计划并进行治疗,针对患者在执行口腔卫生措施中存在的问题给予指导。

总之,定期专业维护治疗,尤其是口腔卫生指导是牙周整体治疗计划中必不可少的重要一环,对有效控制菌斑和各种牙周病危险因素、预防牙周病的复发具有极其重要的意义。

牙周病如何有效控制,牙周炎治疗的成功与否,一方面在于有周密正确的治疗计划和牙周医师精湛、细致的治疗技术,另一方面要求患者有较高的依从性,认真配合和持之以恒地自我菌斑控制。在牙周病诊疗中,医师与患者处于同一战线,需齐心协力,否则任何治疗均不能维持长久的疗效。

 ## 25. 洗牙不会把牙齿洗松

很多患者对"洗牙"有顾虑,大家将"洗牙"视为一项创伤性治疗,认为"洗牙"会把牙齿越洗越松,事实真的是这样吗?

在生理状态下,牙齿存在一定的生理动度,主要是水平方向上,也有极微小的轴向动度,均不超过 0.02 毫米,临床上不易察觉。只有在病理状态下,牙松动才可能超过生理范围。牙槽骨的吸收使牙周支持组织减少是牙松动最主要的原因。由于牙周炎病程进展缓慢,早期牙齿并不松动,当牙槽骨吸收达根长的 1/2 以上时,牙齿的松动度才会逐渐增大。单根牙比多根牙容易松动,牙根短小或呈锥形者比粗而长的牙齿容易松动,邻牙丧失或接触不良者也较易松动。殆创伤可使牙槽骨发生垂直吸收，牙周膜间隙呈楔形增宽，牙齿松动。当过大的力消除后，牙槽骨可自行修复，牙齿松动度恢复正常。牙周膜急性炎症状态下，如急性根尖周炎或牙周脓肿时也可见患牙明显松动，这是由于牙周膜充血、水肿及渗出所致，在急性炎症消退后牙齿可恢复稳固。牙周翻瓣手术后牙齿有暂时性动度增加，一般在术后数周牙齿即能逐渐恢复稳固。此外，女性激素水平的变化也会使牙齿松动度增加。生理性的乳牙替换、病理性牙根吸收也可导致牙齿松动。因此，在检查到松动牙时，应尽可能找出病因，对因治疗，但有时候病情比较复杂，一时难以作出准确判断时，也可先作基础治疗进行观察，再进一步判断。

牙周治疗中的龈上洁治术、龈下刮治术等都是为了消除龈上和龈下菌斑、牙结石。很多初诊患者口内的检查可见大量牙结石，这些牙结石几乎覆盖所有牙缝，连结成片，仿佛是施行了"松牙固定"，使某些患牙自我感觉的松动度低于实际应有的松动度。只不过这种"松牙固定"中包含有大量的菌斑微生物及有毒物质,不仅没有治疗的效果,还会加重牙周的炎症状态,进一步破坏牙周健康。在去除这些牙结石,每颗牙以单颗牙为单位出现时,就会表现出单颗牙齿原有的被牙结石掩盖住的松动度了。

一些松动牙在基础治疗及手术治疗后控制了炎症,并消除创伤殆后,松动度可以减轻甚至变稳固。但对于牙槽骨吸收严重而引起的牙松动,则较难完全恢复稳固,并且松动牙的牙周袋治疗反应不如稳固牙同样深度的牙周袋。因此,松动牙还需做完善的松牙固定术,使患牙仍可维持形式良好的功能并长期保存。牙周炎松动牙的固定是通过牙周夹板将松动的患牙连接,并固定在健康稳固的邻牙上,形成一个咀嚼群体。当其中某一颗牙受力时,力就会同时传递到被固定的相邻牙的牙周组织,从而分散殆力,减轻患牙负担,调动牙周组织代偿能力,为牙周组织的修复和行使正常的功能创造条件。

牙周炎是炎症性、破坏性的疾病,及时有效的牙周治疗可以消除菌斑和牙结石、减轻炎症反应、改善牙龈外观。洁治术是牙周治疗的第一步,对经过牙周治疗后仍有一定松动度的患牙可考虑牙周夹板对松动牙加以固定,有利于行使功能,甚至使病变组织有所修复。

即使洗牙可能造成某些牙齿的"松动感",但是仍然要对病变牙周组织进行治疗,控制炎症。否则随着时间的延长,破坏会越来越重,最终达到不可挽回的局面。

简单的养护法

● 洗牙可能造成某些牙齿发生"松动感",仍然建议按照医嘱进行治疗。

● 某些牙齿的"松动感"在炎症控制后会得到控制。

● 初诊时,牙周医师会对病情作详细解释,并告知可能的预后变化。

26. 牙缝变大是怎么回事

每颗牙齿都是独立存在的,在牙齿萌出与排列中天然存在生理间隙。牙龈炎患者一般只存在龈上牙结石或延伸至龈沟浅的龈下牙结石,天然牙邻面的牙结石在洁刮治后会被去除,邻面的生理间隙会显露,因此,洗完牙会感觉牙缝变大。而对于牙弓宽大、牙齿窄小的患者,其牙列中本就存在牙缝过大的现象。若患者平时口腔卫生维护不到位,口内存在大量牙结石,牙缝过大的问题被牙结石掩盖,而在洁刮治后重新暴露无遗,也会在洗完牙后感觉牙缝变大。

除上述情况外,牙缝变大也可能是严重牙周炎致使牙齿病理性移位造成的。引起牙病理性移位的主要因素有以下两个方面:一是牙周支持组织的破坏。牙齿在牙弓中的正常位置有赖于健康的牙周支持组织及其足够的高度。菌斑堆积导致牙周炎症,当牙周炎使牙槽骨吸收、支持组织减少后,与该牙所受到的殆力之间失去平衡,即发生了

诊疗防治篇:早日远离牙周病

091

继发性𬌗创伤,并加剧在受压迫侧的牙槽骨发生吸收,使牙齿向受力的方向发生移位,肉芽组织也会使患牙向𬌗方挺出或移位;另一方面是施加在牙齿上各种𬌗力的改变。正常的接触区、良好的牙齿形态及牙尖斜度、牙列的完整性、力与唇颊舌肌力的平衡等都是保持牙齿正常位置的重要因素。若有上述因素的异常,可对牙周组织产生侧向的异常𬌗力,使牙齿发生移位。病理性移位好发于前牙,也可发生于后牙,一般向𬌗力方向移位较多见,常伴有牙齿扭转。重度牙周炎患者的口腔卫生状况差,临床检查可见口内大量牙结石,这些牙结石充斥于邻间隙,在未经彻底的牙周治疗前易掩盖本有的牙缝宽大的问题。

洗完牙后牙缝变大有办法解决吗?

对于因牙周支持组织破坏而产生的牙齿病理性移位,造成牙缝变大的牙周炎患者来说,在经过彻底治疗消除牙周袋后,牙齿移位可自行恢复。有的患者在牙周炎控制后,也可寻求多学科联合治疗处理牙缝变大的问题。如前牙区牙缝变大或出现"黑三角",在牙龈外形及龈缘位置已基本稳定时，可进行永久性固定修复调整牙齿外形，关闭缝隙。而对于因邻牙缺失后长期未进行修复而造成的牙齿向缺牙间隙倾斜、自觉牙缝宽大的患者可在牙周治疗稳定后进行修复治疗改善邻接触，治疗食物嵌塞。而对于牙齿排列不齐或错𬌗畸形者，可寻求正畸治疗以建立稳定的平衡。

牙周炎患者的"前牙病理性扇形移位、过长、扭转和出现间隙"是牙齿简易矫治术的适应证，但是正畸治疗必须在牙周炎症已控制、刺激因素及深牙周袋已消除、牙龈保持在健康状态、患者已掌握菌斑控制的方法之时方能开始。在正畸过程中，每次复诊均应检测菌斑控制情况，定期进行牙周检查和维护治疗；正畸加力停止后，牙周纤维和牙槽骨的改建仍在继续，尤其是牙周炎患牙通常有一定的松动，需长期或终身佩戴保持器，牙周状况与咬合情况也需定期复查。

总的来说，对追求美的患者而言，牙缝变大是个不能绕过的话题。患者需要正视牙齿间天然生理间隙的存在，并积极配合医生寻找牙缝变大的病理性因素并及时干预，稳定咬合，这样才能拥有一个健康而美观的口腔状态。

 简单的养护法

● 洗牙可能造成感觉上的或者视觉上的牙缝变大。

● 积极寻找牙缝变大的病因，并给予合适的纠正方法。

 27. 治好牙周病需要医患配合

牙周病是一种慢性病变，且存在静止期与加重期交替出现的特点，牙周病的治疗是采用多个方面、多种方法且需要较长时间才能完成的一个阶段的治疗，并在安排治疗内容上存在先后次序，治疗计划在实践中也需根据每次复诊的检查情况进行调整。因此，在牙周治疗过程中的两个主体不可忽略，一是患者，一是医师。

对于患者来说，牙周病治疗的成功与否在于患者的认真配合和持之以恒地自我控制菌斑。菌斑控制的方法较多,对于牙周病患者,清除菌斑的重点为龈沟附近和邻间隙,以水平颤动法(Bass法)较为适宜,本法应选用中软毛牙刷以避免损伤牙龈,全口牙齿应按一定顺序进行,勿遗漏,并保证刷到每个牙面。对于有牙龈退缩的患者可采用竖转动法(Rolling法),本法可选用中等硬毛或软毛的牙刷,去除菌斑的作用较为有力。(具体方法见第37条)

对于牙龈外形正常的年轻人或儿童,任何一种刷牙方法只要针对龈缘附近和牙间隙处的菌斑均可满意地清洁牙面,保持牙龈健康。一般的刷牙方法只能清除颊舌面及咬合面的菌斑,占菌斑的40%~60%,在牙齿的邻面常余留菌斑,因此除刷牙外,还须辅以其他工具和方法,如牙线、间隙刷、牙签、冲牙器等,以彻底清除菌斑。除了自我控制菌斑以外,还建议牙周病患者戒除一些不良嗜好,如吸烟。吸烟不仅提高牙周炎的发病率,并会加重牙周炎病变的严重程度。

对于医生来说,牙周病治疗的成功与否也在于是否有周密正确的治疗计划和医师精湛、细致的治疗技术。在病史收集阶段,医师应全面地询问就诊者的牙周病病史,进行仔细地临床检查并寻找危险因素,将所得资料进行综合分析。在牙周病患者的检查沟通中尽可能详细地了解其口腔健康意识、口腔卫生习惯、日常所采取的口腔卫生措施等,可使医师对疾病的发展过程及对治疗的反应心中有数,更有针对性地制订个体必要的治疗措施,进一步指导菌斑控制方法。由于牙周病与全身系统疾病的关系比较密切,某些全身系统疾病可能影响或加快牙周病的发生和发展,成为牙周病的全身危险因素,全身健康状况也影响着牙周治疗计划的正常实施。对于伴有全身系统疾病的牙周病,在治疗方案、治疗时机及用药选择上应与内科医师密切合作,并与患者积极沟通,其牙周治疗宜采取多次、短时、基础治疗为主的基本原则。

 28. 科学治疗牙周病的四个阶段

牙周健康是口腔健康的基础。以牙周病治疗为主体的牙周序列治疗可以对部分牙周病患牙进行保留,并争取最有利于修复的前期牙周状态。牙周治疗的最终目标是创造一个在健康牙周组织条件下行使良好咬合功能的牙列,牙周病的治疗始终需要牢记这一点。而牙周病变是一个慢性过程,且牙周病变存在静止期与加重期交替出现的特点,因而为达到上述目标,需因人而异地制订一个采用多种手段、有序的、注重长期疗效的治疗计划。实施这个计划是一个比较长期的过程。

在科学的牙周病治疗程序中,安排治疗内容时应有一定的次序。在治疗开始前先制订治疗计划,按计划分先后次序进行治疗,并在实践中根据每次复诊的检查状况进行必要的调整。

牙周病治疗程序一般分为4个阶段。

第一阶段为基础治疗,此阶段亦称病因治疗。本阶段的目的在于帮助和指导患者建立正确的口腔健康意识,并培养和掌握正确的口腔保健措施,并运用牙周病常规的治疗方法消除致病因素,控制牙龈炎症。其内容包括:教育并指导患者自我控制菌斑的方法;施行龈上洁治术、龈下刮治术及根面平整术以消除龈上和龈下菌斑、牙结石;消除菌斑滞留因素及其他局部刺激因素,如龋病治疗、改正不良修复体、治疗食物嵌塞、纠正口呼吸等不良习惯;拔除无保留价值或预后极差的患牙;在炎症控制后进行必要的咬合调整以建立平衡的咬合关系;必要时可辅以短期药物治疗;发现和尽可能纠正全身性或环境因素,如吸烟、用药情况、全身病的控制等。基础治疗阶段的时间较长,并需多次反复评估疗效。

第二阶段为牙周手术治疗,一般在基础治疗后4~12周时,对牙周情况进行全面再评估后。若此时仍有5毫米以上的牙周袋,且探诊出血或牙龈及骨形态不良、膜龈关系不正常时,则一般须进行手术治疗。本阶段是为了能在直视下进行彻底地根面平整和清除感染组织,而且可以纠正牙龈和骨的外形,植入自体骨或骨替代材料以及生物膜以期获得牙周组织的再生。

第三阶段为修复治疗阶段,一般在牙周手术后2~3个月开始进行缺失牙的修复。对于牙列排列不齐或错𬌗畸形者,也可进行正畸治疗,以建立稳定平衡的咬合关系。

第四阶段为牙周支持治疗,也称牙周维护治疗。从第一阶段治疗开始,无论后续治疗内容有多少、是否需要手术和修复治疗,牙周维护治疗即应开始。在确定复查的间隔期上,在治疗刚结束时复查应勤些,可1~2个月复查一次了解疗效保持情况,若病情稳定后可酌情延长间隔期,一般每3~6个月复查一次,约1年拍摄一次X线片,监测和比较牙槽骨的变化。根据复查发现的问题制订治疗计划并进行治疗,根据患者在执行口腔卫生措施中存在的问题给予指导。

简单的养护法

● 牙周治疗所需的时间较长,在初期诊断、治疗中期、牙周维护期等不同阶段的具体内容要在考虑致病因素去除的程度和有效性、患者的治疗意愿和预期、牙周基础治疗后的效果等综合因素下进行调整与判断。

● 牙周病总的治疗计划由医师设计,但能否采纳与实施取决于患者对疾病的认识、经济条件等诸多因素。医师需要向患者解释病情、治疗计划的目的、意义及所做的治疗内容，只有医患双方配合、坚持治疗才能取得理想的治疗效果。

29. 药物可帮助治疗牙周病

口腔是人体五大菌库之一。口腔中寄居着700种以上的微生物，包括需氧菌、兼性厌氧菌、支原体、病毒等。口腔中有不同的解剖生态位点，如牙齿、舌、口腔黏膜等，其上附着的优势菌不同。

理论上，单纯靠药物治疗牙周病是不合理、不现实的，但药物治疗可以作为牙周序列治疗的组成部分，合理运用可去除致病因子或阻断牙周病的病理过程，以达到治疗牙周病的目的。

甲硝唑属硝咪唑类药物，是常用的治疗厌氧菌感染的药物。甲硝唑可有效地杀灭牙龈卟啉单胞菌、具核梭形杆菌等。对由这些细菌引起的牙周炎和坏死性溃疡性龈炎具有良好的治疗效果，能显著改善牙龈出血、牙周袋溢脓等症状，对人类免疫缺陷病毒（HIV）相关性牙周炎急性期症状的控制有效。甲硝唑不易引起菌群失调，也不易产生耐药菌株，与大多数常用抗生素无配伍禁忌。甲硝唑可与阿莫西林、螺旋霉素或四环素等联合使用治疗由伴放线聚集杆菌感染所致的侵袭性牙周炎和难治性牙周炎等。替硝唑也是咪唑衍生物，具有比甲硝唑疗效更高、半衰期更长、疗程更短的优点，但其不良反应发生率较高。奥硝唑是第三代硝基咪唑衍生物，对于甲硝唑的耐药菌株有较好的抗菌作用，不良反应发生率低且症状轻微。

四环素族药物为广谱抗生素，对多种牙周可疑致病菌都有抑制作用。值得注意的是，四环素族药物对骨组织亲和力强，在龈沟液中的浓度为血药浓度 2～10 倍。牙周治疗中常有的四环素族药物有四环素、多西环素、米诺环素等。

牙周治疗中最常用的青霉素类药物为羟氨苄青霉素，又名阿莫西林，是半合成的广谱青霉素，对革兰氏阳性菌及部分革兰氏阴性菌有强杀菌作用。阿莫西林与甲硝唑联合使用,治疗侵袭性牙周炎可增强疗效。

螺旋霉素是主要的用于牙周病治疗的大环内酯类药物,对革兰氏阳性菌的抑制力强,对革兰氏阴性菌也有一定的抑制作用。螺旋霉素进入体内后,可分布到龈沟液、唾液、牙龈和颌骨中,龈沟液中的浓度为血清浓度的 10 倍,在唾液腺及骨组织中持续作用时间长达 4 周,释放缓慢。

除口服给药外,局部用药如含漱药物、涂布消炎收敛药物、冲洗用的药物、缓释及控释抗菌药物也是牙周病药物治疗的重要方面。

常用的含漱药物如氯己定,为双胍类化合物,是一种广谱抗菌剂。对革兰氏阳性、革兰氏阴性菌和真菌都有较强的抗菌作用,是目前抑制效果最确切的抗菌斑药物,也是目前应用最普遍、有效的抗菌含漱剂,被广泛应用于牙周洁刮治术前及牙周手术后。

在洁治术或刮治术和根面平整后,可在牙周袋内涂布消炎收敛药物,起到灭菌、除脓、止痛、收敛等作用,但其缺点是刺激性太强。对于炎症很重,有肉芽增生或急性脓肿的位点,可在洁刮治后适当涂药。常见的涂布消炎收敛药物有聚维酮碘、碘甘油等。

米诺环素、甲硝唑为国内已有成品销售的缓释抗菌制剂药物,可在牙周袋内缓慢释放其药物成分,并在较长时间内保持局部较高的药物浓度。

简单的养护法

● 牙周治疗目前仍以机械清除菌斑的疗效最为确切。

● 在牙周药物治疗过程中应遵循循证医学的原则合理使用药物。

● 用药前应清除菌斑、牙结石,最好可以有针对性地选择窄谱抗菌药物。

● 对于抗菌类药物,尽量采用局部给药方式,避免药物不良反应。

● 药物治疗应主要用于那些对常规牙周治疗反应不佳的患者,并必要时选择联合用药。

30. 全方位多角度预防牙周病

预防牙周病应从菌斑微生物、局部因素、全身因素等着手。

菌斑控制是预防牙周病的必需措施。菌斑薄而无色，黏附于牙面，肉眼不易看清，因此可用菌斑显示剂使菌斑染色，便于观察与口腔卫生指导。当菌斑记录的百分率小于 20%，则属于基本控制。菌斑控制的方法较多，有机械性和化学性方法。日常生活中我们常以刷牙实现菌斑去除，但是无论使用哪种刷牙方法，只能清除颊舌面及咬合面的菌斑，占口内菌斑的 40%～60%，而在牙齿的邻面常余留菌斑。因此，我们仍需要使用牙线、牙间隙刷、牙签、冲牙器等辅助清洁工具。市面上销售的漱口水也可作为辅助清洁工具，但由于其用药成分不一，效果难以评定；药用漱口水虽然能一定程度地控制菌斑，但目前仍以机械清除菌斑的效果最为确切。

牙结石、牙体和牙周组织的发育异常或解剖

缺陷、牙位异常、拥挤和错𬌗畸形、𬌗创伤、食物嵌塞、不良充填体和修复体、口呼吸等局部因素也是预防牙周病中需及时消除的关键点。牙结石是牙周病最主要的局部刺激因素，龈上洁治术是去除龈上牙结石的最有效方法，可消除局部刺激，使牙龈炎症完全消退或减轻。对于深层的龈下牙结石，通常待龈炎减轻、出血减少时再行龈下刮治术及根面平整，用比较精细的龈下刮治器刮除位于牙周袋内根面上的牙结石，同时刮除牙根表面感染的病变牙骨质，并使部分嵌入牙骨质内的牙结石和毒素也能得以清除，使刮之后的根面光滑而平整。洁治术、刮治术和根面平整术是牙周病治疗的常用手段，也是预防牙周炎症进一步加重的有效方法。牙位异常、拥挤和错𬌗畸形可妨碍口腔卫生措施的实施，使菌斑堆积，仔细认真的口腔维护或及时的正畸干预可纠正其对牙周疾病的不良影响。治疗食物嵌塞、治疗龋齿、改正不良修复体恢复牙齿正常解剖外形、纠正口呼吸等不良习惯可帮助消除菌斑滞留因素，有效预防牙周病。

宿主反应、环境因素、遗传因素等也是牙周病预防中需要综合考虑的内容。吸烟可影响局部的血液循环、影响宿主免疫反应和炎症过程。吸烟可降低局部氧张力有利于某些致病菌的生长。吸烟是牙周炎发生、发展的一个重要危险因素，也影响牙周炎的治疗效果，使牙周炎易复发。全身健康状况如糖尿病、心血管疾病、免疫功能紊乱等也与牙周健康存在相关性。以糖尿病为例，糖尿病是牙周炎的危险因素之一，糖化末端产物与其细胞受体的作用加强是糖尿病患者牙周病加重的机制。对全身系统性疾病的控制效果、吸烟者是否已戒烟是衡量牙周病预防的重要内容之一。

龈炎的病因较为明确，对大多数龈炎患者来说，一般6～12个月接受一次专业的洁治术是治疗的有效措施。牙周炎的预防仍任重道远。消除菌斑、牙结石以及其他局部刺激因素，消除牙龈的炎症是预防牙周炎最根本且行之有效的手段。对于已患有牙周炎者，更应注重早诊断、早治疗和恰当、彻底的综合治疗，以阻止病损的加重和发展。在牙周积极治疗结束后，应立即进入维护阶段，需要定期复查和进行必要的补充治疗以确保疗效的巩固。阶段性牙周病的良好治疗效果一般称为控制，而不应认为是治愈。牙周治疗后短期内牙周致病菌即可重新聚集并引发再度感染与病变进展。定期维护治疗，尤其是口腔卫生指导，对于有效控制菌斑和各种牙周病危险因素、预防牙周病的复发具有重要意义。

 ## 31. 牙周炎会对全身健康造成影响吗

牙周炎和全身健康，听起来似乎毫不相关，但目前的研究却证实两者是相互影响的。大家肯定觉得不可思议，但是越来越多的证据支持，牙周炎是心脑血管疾病、糖尿病、不良妊娠结局等的风险因素。

那么，牙周炎是怎么影响全身健康的呢？早在 100 多年前，就有学者提出了"口腔病灶感染学说"，也就是说，口腔内的感染会影响到远处的器官。牙周炎是一种感染性炎症性疾病，主要致病因素就是口腔内的牙周细菌和过度的炎症反应。

大家可以把牙周细菌和炎症因子想象成一个个会游动的颗粒，它们会从口腔内通过各种途径到达远处的器官。例如，它们可以通过吞咽进入消化道，也可以通过血液循环到达各个器官，从而产生损伤。

牙周炎会对全身健康造成怎样的影响呢？我们简单介绍一下各种常见的全身疾病。

心脑血管疾病是全球最主要的非传染性疾病，包括高血压、冠心病、脑卒中等。截至 2015 年，心脑血管疾病已造成 1 790 万人死亡，占世界总死亡人数的 1/3。包括牙周炎在内的口腔感染可引起急性或亚急性感染性心内膜炎，临床研究发现，在动脉粥样硬化患者的粥样硬化斑块中可检测出多种牙周致病菌。流行病学数据提示牙周炎可使患心脑血管疾病的风险增加 1.10～3.52 倍，前瞻性队列研究显示牙周炎是冠心病及其急性发作的一个独立危险因素，缺牙数＞11 是陈旧性心梗的独立危险指征，牙周状况差和缺牙多是陈旧性心梗的独立危险因素。由此可见，积极预防和治疗牙周炎可有效降低患心脑血管疾病的风险。

糖尿病是一组以高血糖为特征的代谢性疾病，全球患病率为5%，我国糖尿病患者的类型主要为2型糖尿病。目前已有充分的高质量证据证实牙周炎是糖尿病的危险因素，而牙周治疗可以降低糖尿病患者的糖化血红蛋白水平。

不良妊娠结局包括早产、妊娠低体重儿、流产等，牙周炎是各种不良妊娠结局的危险因素。牙周治疗可能有利于降低早产和妊娠低体重儿的风险。

此外，还有慢性肾病、呼吸系统疾病（慢性阻塞性肺疾病、哮喘、肺炎等）、阿尔茨海默病（俗称老年痴呆）、癌症等，目前均有部分证据支持牙周炎是这些全身疾病的风险因素。

牙周炎对全身健康的不利影响更加提示了牙周治疗的重要性，希望大家提高对牙周炎的重视，尤其是老年人，全身疾病的患病风险高，更加不能忽视牙周炎的治疗。另外，伴有全身疾病的牙周炎治疗也有特殊之处，所以在就诊时需要告知医生全身疾病的状况，以便医生做出针对性治疗。

 简单的养护法

● 牙周炎与多种全身疾病都有密切的相互联系,是众多系统性疾病的危险因素之一。

● 牙周炎的发生、发展来源于菌斑,感染的细菌及其毒力因子可通过消化道和血液与全身各器官产生联系。

● 积极预防和治疗牙周炎,对降低各种全身疾病,特别是如心血管疾病和糖尿病这种常见病的发病风险,是有效的。

32. 糖尿病患者的牙周治疗

糖尿病和牙周炎都是常见的慢性病,严重影响着人们的生活质量。糖尿病在我国人群中的发病率约为 10%,2020 年统计数据表明,我国 60 岁及以上老年人群中糖尿病患者占比约 30%,约7813 万人。而牙周疾病在我国中老年人群中的发病率高达90%，也就意味着10个人中就有9人患有不同程度的牙周炎症，可见，同时患有糖尿病及牙周疾病的人数众多。

牙周炎和糖尿病并非完全是两个独立的疾病，它们之间存在着密切联系。牙周炎被列为糖尿病的第六大并发症，牙周炎与糖尿病之间存在着双向的关系，即它们会互相影响。

首先，糖尿病患者的牙周炎患病率明显高于健康人群。与非糖尿病患者相比，糖尿病患者患牙周炎的风险增加了3倍。1型和2型糖尿病均会通过增加牙周组织中促炎因子来加重牙周组织的炎症，尤其是在血糖控制不佳的情况下。此外，1型和2型糖尿病对骨骼有显著影响。糖尿病患者的骨矿物质密度或骨强度降低，从而导致骨质量下降。牙槽骨作为全身骨骼系统中的一部分，也会因糖尿病对骨组织的不良作用而受到影响。

因此，血糖控制不佳的患者，牙周炎会加重，甚至加重牙齿的松动程度，并且在牙周炎的治疗过程中，预后也要比血糖控制佳的人群差。

另一方面，牙周炎不仅会增加患者患糖尿病的风险，也会影响糖尿病患者的血糖控制。牙周病是一种慢性炎症性疾病，牙周组织中升高的各种炎症因子不仅仅局限于患者的口腔内，也会通过直接感染（急慢性感染从口腔进入呼吸道、消化道等）、进入血液循环（刷牙创伤、不当拔牙、不当牙周刮治等情况下引起菌血症，细菌从血液进入体内循环等）等方式播散到全身其他部位，造成系统性炎症，这种炎症状会引起胰岛素抵抗并最终导致糖尿病并发症。

建议去正规医院口腔科室进行规范的牙周治疗（龈上洁治、龈下刮治等）。规范的治疗不仅可以减轻牙周炎症，还可以减轻糖尿病患者的全身系统炎症，有利于糖尿病患者的血糖控制。牙周治疗可以降低 2 型糖尿病患者伴中度至重度牙周炎患者的糖化血红蛋白水平。在经过牙周治疗后，糖尿病患者体内的糖化血红蛋白水平可以降低 0.4%，这表明牙周治疗对于糖尿病患者有着重要的意义。

● 糖尿病患者一定要自我监控血糖情况，了解自己的血糖变化，血糖异常或控制不佳时抓紧就诊。

● 糖尿病患者一定做好口腔卫生的自我维护，并定期进行专业的牙周检查，尤其是血糖控制不佳的患者。

● 糖尿病患者尽量选择上午早饭后和服用降糖药1~2小时后行牙周病治疗。

33. 心脑血管疾病患者的牙周治疗

常见的心脑血管疾病包括高血压、冠心病、脑血管病、心力衰竭、感染性心脏病等。

牙周炎是心脑血管疾病的风险因素，而牙周治疗有助于减少系统感染程度和降低心脑血管意外的风险。因此，心脑血管疾病患者若同时患有牙周炎，需对牙周炎的治疗高度重视，尤其是老年人。

那么,在牙周病治疗过程中,心脑血管疾病患者的治疗原则是什么呢?

若是非急性期或无明显的心脑血管指标异常,该心脑血管患者的牙周治疗与单纯牙周炎患者无异。而对于失牙数多、牙周感染较重的患者应警惕不良牙周状况对心脑血管系统健康的危害,应积极进行牙周检查、评估和治疗,尽量减少和控制菌斑,消除炎症。

不同类型的心脑血管疾病患者又要特别注意些什么呢?

高血压是最常见的心脑血管疾病。牙周治疗是有创治疗,如果患者血压过高,可能导致牙周治疗后出血不止。在牙周治疗前,患者需常规监测血压,将血压控制在 160/100 毫米汞柱以下,方可进行正常的牙周治疗。治疗前需如实告知医生高血压病史以及服药情况,以便医生做出针对性的治疗。治疗过程中避免紧张情绪,一旦出现头痛、头晕等不适症状需及时告知医生。

对于冠心病患者,若为急性冠状动脉综合征

（不稳定型心绞痛、急性 ST 段抬高型心肌梗死、非 ST 段抬高型心肌梗死），属于急重症，需在病情稳定后方可进行牙周治疗。稳定型心绞痛（心绞痛发作与劳累或活动相关，休息或用药物后缓解）可选择性进行牙周治疗。同样，需在治疗前告知医生相关病情。可提前准备硝酸甘油片，在治疗前或治疗过程根据医嘱服用。若治疗过程中出现胸闷、胸痛等情况需及时告诉医生。

脑血管病患者也需提前告知医生发病及用药情况。有心梗发作史或脑血管意外的患者，应在病情稳定 6 个月后再考虑进行牙周治疗，且牙周治疗宜选在中午前后。若患者正在服用抗凝药物，则需由内科医生评估患者脑血管疾病的稳定性，决定是否停用以及如何停用药物。

心力衰竭是心脏疾病发展的终末或严重阶段，可明显增加牙周治疗的风险，需要特别注意。在进行牙周治疗前，需要请内科医生仔细评估患者的心功能状况。慢性心衰、心功能Ⅰ级和Ⅱ级患者，若体力活动不受限和轻度受限，可进行常规的牙周治疗；但心功能Ⅲ级和Ⅳ级患者，体力活动明显受限或无法从事任何活动,则无法进行牙周治疗,需首先控制心力衰竭。

心脏瓣膜损害、接受过心脏外科手术者在接受牙周治疗后可能引起暂时性菌血症,增加患感染性心内膜炎的风险,可能需要预防性使用抗生素。因此,治疗前患者需将病史告知牙周医生。

总之,心脑血管疾病患者在进行牙周治疗前,需了解清楚自己的病情,并如实告知牙周医生,包括自己的用药情况,以便医生制订正确的治疗方案。如果因为病情未控制,暂时无法进行牙周治疗,也不必操之过急,需注意保持好口腔卫生,包括好好刷牙,同时使用牙线或牙缝刷等,这也有利于缓解牙周炎症。

简单的养护法

● 牙周治疗有助于减少系统感染程度和降低心脑血管意外的风险。

● 心血管疾病患者应先于内科治疗评估,保持病情稳定后再行对牙周进行治疗。

● 心脑血管疾病未控制时也应每天保持良好的自我口腔清洁习惯。

34. 老年人牙周治疗的注意事项

老年人群牙周炎的患病趋势较高,与全身疾病的关系也更为密切。老年患者的全身健康情况、心理状态、口腔卫生状况都有其特殊性,因此,其牙周疗效及维护也有不同之处。

首先,老年患者的免疫能力较常人低下,且多患有全身系统疾病,用药多而复杂。因此,老年患者就诊时应如实告知医生所患疾病及用药情况,因为这会影响牙周治疗的实施,牙周医生会在治疗前或治疗过程中做出一些针对性的处理。

其次,老年患者往往口内存留多颗松动牙、残根、残冠等,牙周医生通常会建议拔除这些患牙。而老年患者可能由于余留牙数目过少致使的保牙意愿强烈、容易焦虑的心理,往往会拒绝拔牙。但这些患牙不利于牙周炎症的控制，也妨碍后续装假牙或种植牙。因此，面对老年患者，牙周医生应保持耐心，充分告知患者治疗内容，帮助患者调整好心态，配合治疗。

另外，牙周治疗以"洗牙"为主要内容，很多老年患者会觉得洗牙后牙齿会变得更松，从而拒绝洗牙。这其实是一个误区，应当及时纠正这一不正确的观点。

老年患者由于牙龈退缩比较厉害，洗牙时的酸痛感比较明显，往往无法很好地配合治疗，容易放弃或者对医生表示不满。其实可以让医生少量多次地进行治疗，不要着急，每次治疗尽量在自己的耐受范围内配合医生。另外，使用抗过敏牙膏有助于减轻牙齿敏感的情况。

最后，最重要的口腔卫生维护，简单来说就是把牙齿刷干净。牙周医生在治疗过程中通常会教患者刷牙的方法，需要好好学习。除了使用牙刷刷牙，老年患者由于牙缝变大，还需要使用牙缝刷等工具。由于使用起来会比较麻烦，需要耐下心来，慢慢学习并且坚持。牙齿刷好了，对于牙周炎的控制可以起到事半功倍的效果。

 简单的养护法

● 老年人要关注自己的全身健康状况及用药情况,并如实告知牙周医生。

● 牙周治疗前需要调整好心态,尽量配合医生的治疗。

● 平时维护好口腔卫生,认真刷牙。

 ### 35. 备孕期、妊娠期及哺乳期牙周病治疗的特殊之处

性激素的改变是牙周炎的一种促进因素,它会影响牙周组织对外来刺激的反应。因此,对备孕期、妊娠期及哺乳期女性的牙周病治疗有特殊之处。

牙周炎是各种不良妊娠结局(流产、早产、妊娠低体重儿等)的危险因素。因此,备孕期女性应知晓孕前牙周检查的重要性和必要性,尽早发现

牙周问题并解决,避免妊娠后出现病情加重,以及由于妊娠无法处理的情况。建议有牙结石或患牙周炎的备孕期女性应接受常规的牙周治疗,包括洗牙、龈下刮治,必要时手术治疗等。若牙周炎较重,治疗周期较长,则建议暂缓备孕。

妊娠期女性牙周治疗的风险主要来源于治疗过程中的疼痛、恐惧等不适感和患者合并的其他全身系统性疾病。因此,在治疗前需告知牙周医生妊娠及全身情况,治疗过程中则需放松心情,若有不适及时告知医生。若需要洗牙或者龈下刮治,通常在妊娠 4~6 个月进行相对安全。但如果需要急性处理或者牙周炎症过于严重,需要洗牙、刮治,也是可以在妊娠其他时期进行的。另外,在妊娠全期,必要的口腔科检查(包括 X 线检查)都是安全的。国际放射防护委员会认为,在穿着有效防护衣(铅围裙)的情况下接受口腔影像学检查,对胎儿是安全的。因此,如果有必要进行 X 线检查,不用过分担心。妊娠期用药需极其谨慎,应根据产科医生的建议酌情使用。

哺乳期妇女是可以进行洗牙、刮治和牙周手

术治疗的,主要问题在于用药,包括消炎药和局部麻醉药,需根据产科医生的建议酌情使用。

尽管激素改变会增加牙周炎症,但牙周炎症最根本的原因还是口腔卫生没有维护好。因此,对于备孕期、妊娠期及哺乳期女性,做好口腔卫生、预防炎症才是首要的。建议加强口腔卫生,除了好好刷牙,建议常规使用牙线、冲牙器、牙缝刷等邻面清洁工具。在备孕期需做好充分准备,包括牙周检查、必要的牙周处理等,避免妊娠期问题加重。若妊娠期确实出现问题,也不用过分担心,因为孕期是可以进行洗牙和龈下刮治的,需要放松心情,配合治疗,谨慎用药即可。哺乳期则更加不用担心了,所有的牙周治疗都是可以进行的,谨慎用药即可。

简单的养护法

● 备孕前要做好充分的口腔检查,尽早发现牙周问题并处理。

● 妊娠期间如有必要,孕4~6月时进行

牙周治疗是相对安全的,在怀孕其他时期若出现急症也可酌情处理。

● 哺乳期妇女只要控制用药情况,进行常规的牙周治疗都是可以的。

健康维护篇：日常维护牙周的方法

 36. 牙齿刷得是否干净，判断有指标

每天早晚都刷牙，有时候甚至中午也刷牙，吃完饭还会立刻漱口。牙齿上看不出有脏东西，但是定期牙周检查时，医生总是说刷牙不到位。那么，有哪些方法可以帮助判断牙齿到底刷得干不干净呢？

刷牙不到位时，牙面或修复体上的菌斑与唾液或龈沟液中的矿物盐沉积钙化，就会形成牙结石。牙结石形成后不能用刷牙方法去除，这些牙结石往往逃不过医生的眼睛，牙结石的存在证明了菌斑控制不到位。菌斑是牙周病的始动因子，在牙周病治疗过程中，严格控制菌斑是第一要务。牙菌斑生物膜是口腔中不能被水冲去或漱掉的细菌性斑块，是由基质包裹的互相黏附或黏附于牙面、牙间或修复体表面的软而未矿化的细菌性群体。

临床医生判断口腔卫生状况的一个重要指标是菌斑和软垢。牙面的菌斑软垢早期常堆积于龈缘附近或覆盖牙面 1/3 左右，医生通常使用目测和探诊方法检查菌斑的量与厚度。但菌斑是薄而无色的物质，而在日常生活中仅用肉眼分辨菌斑可能十分困难，而牙科医生有着"秘密武器"——菌斑显示剂。

菌斑显示剂将菌斑染色，使菌斑便于观察，此时面对镜子可更直观地看到医生说的口腔维护不佳的重点部位，方便我们在此后的口腔清洁中更仔细认真、有的放矢。常用的菌斑显示剂有碱性品红和樱桃红等溶液和片剂，如今市面上也有销售漱口液、一次性棉棒等使用方便的带有指示菌斑功能的产品。以 2% 碱性品红溶液为例，溶液的使用有两种方法：一是清水漱口后用棉签蘸取药液涂于龈缘附近的牙面上，再次漱口后，牙面着色区即为附着的菌斑；另一种方法是将显示剂滴在舌尖,用舌尖舔舐各个牙面后漱口,即可显示菌斑。若使用的是片剂,则将片剂嚼碎,用舌尖将碎片舔牙齿各面,漱口后对镜检查。当菌斑记录百分率小于20%时,则属菌斑基本被控制。需要注意的是,菌斑显示剂可在口腔中保持一段时间,并使嘴唇和牙龈也暂时着色。

除了菌斑、软垢、色渍及牙结石外,牙龈颜色、形态和质地的改变也可以间接反映口腔卫生状况。仅通过刷牙并不能完全清除牙齿邻面的菌斑,菌斑长期堆积,细菌产生的毒素就会刺激牙龈,导致牙龈产生炎症。正常的牙龈呈粉红色,边缘菲薄,紧贴于牙颈部,牙龈质地坚韧且富有弹性,用探针探测龈沟时不会出血。若牙龈发炎时,牙龈颜色变暗红或鲜红色,质地松软而失去弹性,牙龈肿胀,边缘厚钝,甚至肥大增生,探诊检查时牙龈易出血。若发现刷牙时牙龈出血了,不要惊慌,更不要因为害怕出血就不刷牙了。刷牙出血是提示牙龈可能有炎症了,不是因为刷牙刷太过了,反而是由于刷得还不够干净,或者太久没去找牙周医生复查了。

简单的养护法

● 菌斑显示剂可以将菌斑染色,使其便于观察,更有助于患者执行菌斑控制。

● 刷牙出血是牙龈炎症表现之一,有效刷牙后可自行缓解。

 37. 怎么算科学有效的刷牙

刷牙是最简单且有效的自我清除菌斑的手段。中国人刷牙的历史早在殷商时期就有记载,唐宋时期已经有了使用牙刷的方式。到了现代,我们不仅有传统的手动牙刷,还有了电动牙刷及各式各样的辅助清洁工具。其实,不管是电动牙刷还是传统牙刷,都可以起到良好的清除菌斑的效果,但前提是要掌握正确的刷牙方法。

巴氏刷牙法(Bass 刷牙法)也称为水平颤动法,是由美国牙科协会推荐的一种有效去除龈缘附近及龈沟内菌斑的方法,使用正确的巴氏刷牙

法进行刷牙可以有效地清除菌斑生物膜,利于牙
龈健康的维护。

　　巴氏刷牙法操作要点如下。

　　(1) 刷头的放置:将刷头放于牙颈部,毛束与
牙面呈 45°角,毛端指向牙龈的方向,轻轻加压使
得刷毛末端部分进入龈沟,部分进入邻面。在刷
上、下前牙的舌面时,可将牙刷头竖起,用刷头的

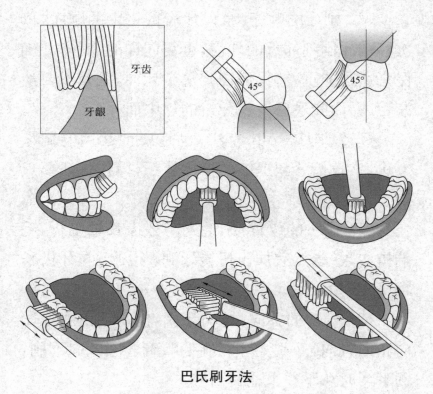

巴氏刷牙法

前部接触近龈缘处的牙面。

（2）刷牙的方向：牙刷在固定位置作水平方向颤动 4～5 次，颤动时牙刷移动仅 1 毫米左右，这样既可以将龈缘附近及邻面的菌斑揉碎并从牙面除去，又避免了颤动幅度过大对牙面及牙龈造成损伤。刷上、前牙时，可将竖起的刷头作上下的颤动。

（3）刷牙的顺序：全口牙齿按一定的顺序，依次移动牙刷到邻近的牙齿，重复同样的动作，并确保有适当的重叠，保证刷到每个牙面，尤其不要遗漏舌、腭面和最后一颗牙齿的远中面。

竖转动法（Rolling 法）也是一种常用的刷牙方法，推荐给牙龈退缩的群体使用，操作方法要点如下。

（1）刷头的放置：刷毛先与牙齿长轴平行，毛端指向龈缘，然后加压扭转牙刷，使刷毛与牙齿长轴呈 45°角。

（2）刷牙的方向：转动牙刷，使刷毛由龈缘刷向殆面方向，即刷上牙时刷毛顺着牙间隙向下刷，刷下牙时从下往上刷。

（3）每个部位转刷 5～6 次，然后移动牙刷到下一个牙位。

电动牙刷已进入市场 50 余年，电动牙刷的出现弥补了传统牙刷操作复杂、人们难以持续坚持使用等缺点，因此电动牙刷在许多家庭的洗漱台上占有了一席之地。电动牙刷本身就内置设定好了各种机械运动或声波震动技术，这意味着在使用电动牙刷时不需要额外的刷牙技巧，但是牢记一点，那就是电动牙刷头也应该放置于龈缘处的牙面上。这一点与传统牙刷的放置是一样的，因为我们的重点清洁区域就在易于堆积菌斑的龈缘和邻面。

 简单的养护法

● 正确使用巴氏刷牙法可以有效控制菌斑，有利于牙龈健康。

● 竖转动法适合牙龈退缩的人群使用。

38. 刷牙还要"辅助工具"

如果要将牙面上的菌斑彻底清除干净，仅仅靠刷牙是不够的。一般的刷牙方法只能清除颊舌面及咬合面的菌斑，这部分菌斑占菌斑总数的40%～60%，而在两颗牙齿之间的牙面往往因为牙刷不能够到而被忽略了，因此菌斑容易在邻面堆积，牙齿之间也经常成为牙周炎的始发部位。为了清除邻面的菌斑，我们需要借助牙刷以外的辅助工具：牙线、间隙刷、牙签、冲牙器等。

简要介绍一下牙线的使用方法。

（1）取一段长 15～20 厘米的牙线，用双手示指和拇指将线绷紧，两指间距为 1.0～1.5 厘米，也可将两端并拢打结形成线圈。

（2）将牙线轻轻作拉锯式动作通过两牙之间的接触点。

（3）将牙线紧贴一侧牙面的颈部，并呈 C 形包绕牙面，将牙线沿着牙面轻轻滑入龈缘以下，由龈沟向牙齿冠方移动，以"刮除"牙面上的菌斑，每个邻面重复 3～4 次后,将牙线包绕该牙间隙中的另一侧牙面并重复"刮除"动作。

（4）完成一个牙间隙（两个牙面）的清洁以后,再以拉锯式的动作轻轻取出牙线后放入下一个牙间隙中重复上述操作。

（5）依次逐个将全口牙齿的邻面菌斑清除,使用完牙线以后记得漱口,以漱净被"刮下"的菌斑。

值得注意的是,辅助清洁应配合刷牙一起进行,以实现严格的菌斑控制。一般在刷牙后使用牙线或牙缝刷,有使用冲牙器习惯的患者也可在牙线使用后再用冲牙器将口内清洁干净。此外,对于存在食物嵌塞的患者,也需在进食后及时使用牙线或牙缝刷清除口内的食物残渣,维护口腔卫生。

简单的养护法

● 牙线、间隙刷、牙签、冲牙器等可以辅助清洁牙齿邻面菌斑,利于菌斑控制。

39. 冲牙器不是"智商税"

　　随着人们对口腔健康的认识逐渐提高,对牙齿美观的要求日益增加。近年来,社交媒体上有关冲牙器或水牙线之类的好物分享日益火热。而与此同时,另一种声音隐隐质疑:好好刷牙不就够了吗? 如此铺天盖地的冲牙器营销会是"智商税"吗?

　　水牙线即冲牙器,是利用水流冲击的机械作用清洁牙齿和齿缝的辅助性口腔清洁工具。有便携式或台式可以选择,一般冲洗压力在 0～90 磅力每平方英寸(psi)。冲牙器的主要工作原理就是通过高速水流或脉冲水流,帮助我们将牙齿相邻间隙中的食物残渣或软垢冲出来,防止牙菌斑形成,从而达到清洁的作用;或者通过在水流中添加一些不同功能的助剂,如细微的沙砾或表面活性剂,以更好地辅助清除牙面菌斑。冲牙器产生的水流除了有清洁牙面的功能外,还可以对牙龈起到按摩作用,促进牙龈的血液循环,增强局部组织对外界刺激的抵抗能力。

有学者对经过牙周基础治疗后的牙周病患者进行牙周维护评估时发现，刷牙结合使用冲牙器的患者探诊出血和牙周袋深度有更明显的改善。对于中、重度牙周炎患者在牙周维护期使用刷牙结合冲牙器冲洗牙周袋和邻间隙可显著改善牙周状况。除了牙周病患者的日常维护以外，对于正畸治疗的人群，冲牙器也是辅助清洁的好帮手。由于正畸过程中，牙面上粘有托槽和钢丝，因此牙刷和牙线不易进入牙齿邻面，正畸托槽周围和邻间隙往往因清洁不到位容易形成"卫生死角"，菌斑堆积导致牙龈炎甚至牙周炎的发生，而冲牙器的使用可以克服正畸附件的阻碍，帮助维护正畸患者的口腔卫生，减少牙菌斑、减轻牙龈炎症。

自 20 世纪冲牙器问世以来，大量临床研究证实了其良好的组织安全性，也并未发现明显的不良反应。一般认为，健康牙龈组织可以耐受 90 磅力每平方英寸的冲洗压力，有炎症或溃疡的牙龈建议使用 50～70 磅力每平方英寸的冲洗压力。使用冲牙器的重点是，将冲牙器的头部垂直于牙面,对准牙齿之间的缝隙,而不是直接对准牙龈。只要掌握正确的使用方法,就可以避免可能对牙龈造成的损伤。

虽然冲牙器是省时又省力的清洁工具,但也不可以代替刷牙。刷牙是通过牙刷和牙膏共同作用清洁牙齿表面和龈沟位置,口腔清洁的 60% 都是刷牙的功劳,刷牙永远是口腔护理的第一步,剩下的 40% 才是冲牙器、牙线或牙缝刷这些邻面清洁工具的用武之地。

说到底,冲牙器是一种优秀的辅助工具,而不是清洁牙齿的主要工具,只有和刷牙一起使用才能起到它最大的功效。

简单的养护法

● 使用冲牙器时需掌握正确的方法,以免对牙龈组织造成损伤。

● 刷牙结合冲牙器清洁口腔的效果优于单纯刷牙。

● 使用冲牙器不可替代刷牙。

40. 选牙刷、牙缝刷、冲牙器有窍门

　　牙刷是我们日常清洁口腔必不可少的重要工具。不论是牙周炎患者、正畸患者、种植患者，还是牙周稳定的健康人群，为了维护口腔健康、预防牙周疾病的进一步进展，刷牙都是维护牙周每日必行的操作，因此，选择一把合适的牙刷很关键。目前市面上的牙刷各式各样，有手动牙刷和电动牙刷，硬毛牙刷和软毛牙刷等，该如何选择呢？

　　牙刷由刷头和手柄两部分组成。牙刷刷毛呈簇状排列在刷头上，通常排成3~4排。过去的刷毛多使用动物的鬃毛制成，而现在市面上大部分的刷毛都是人造的尼龙材料，两者都能有效去除牙菌斑生物膜。刷毛的末端通常有两种形态，一种较圆钝的圆形末端，一种是较尖锐的平头末端，前者较后者对牙龈的刺激更温和。刷毛也有软硬之分，一般直径越小，长度越长的刷毛硬度越小。在刷龈沟时，较软的刷毛因为拥有更好的弹性和柔韧度，可以伸入较龈下的位置，也更容易探入邻

面较深的位置进行清洁。

牙刷的手柄也有各种形态,直柄的易于使用,弯曲的手柄方便深入口腔难刷的部位,弹性手柄能避免刷牙力度过大。其实没有一种刷柄的设计具有特殊清洁牙齿的功效,大家可以根据自己的喜好和习惯进行选择。

简而言之,软毛圆头牙刷在正确的刷牙方法下可以起到有效清除菌斑的作用,并且相比于硬毛牙刷,相对不容易损伤牙龈或造成牙体的磨损。每次刷牙后记得用清水清洗牙刷并甩干,置于通风处干燥,避免细菌滋生。建议定期更换牙刷,一般 3～4 个月更换一次牙刷。

除了手动牙刷,现在很多家庭中电动牙刷越来越普及。早期的电动牙刷设计以旋转摆动式为主,与手动牙刷一样依靠机械摩擦的原理清除菌斑。近年来,一类利用声波振动技术的电动牙刷在菌斑控制方面显示出优势。所谓声波震动牙刷是指刷头的振动频率与声波频率数量级相当的牙刷,而不是真正意义上能发出声波进行清洁。声波牙刷除了清洁牙齿表面外,还可以清洁到刷毛难以触及的

简单的牙周养护法

牙齿间隙和牙颈部,这种超出刷毛外的清理能力要归功于声波牙刷的刷毛高速摆动所带动的口腔内唾液产生的流动力。只要使用得当,电动牙刷和手动牙刷都可以成为维护口腔健康的好帮手。

　　牙缝刷也称牙间隙刷,是维护口腔健康的重要清洁工具。牙间隙刷的刷头一般为金属丝或硬质塑料,四周附带柔软的刷毛,专刷牙齿间隙或牙齿根面的菌斑,因此更适用于由于牙周病导致牙槽骨吸收和牙龈退缩造成了牙间隙增大的患者,或是生理性牙龈退缩的老年人,也可用于牙根分叉暴露的患牙。在医生推荐患者使用牙间隙刷时,患者常常会问:"用牙签不行吗?"虽然在剔除牙缝中的食物残渣时,牙签有一定的作用,但是因为多数人在使用牙签剔除食物残渣的同时,也会损伤了自己的牙龈组织。相比之下,牙间隙刷不仅能剔除食物残渣,而且因为刷毛柔软而几乎不会造成牙龈的损伤。牙间隙刷还有不同的设计,I字形的刷头适用于前牙,L型刷头则适用于后牙。更重要的是,牙间隙刷可以通过机械摩擦作用清除牙齿邻面的菌斑,这也是牙签所没有的功能。

虽然牙间隙刷是好处多多的清洁工具,但是切记,如果没有可以插入牙间隙刷的牙间隙,不要强行使用牙间隙刷,这反而会导致牙龈损伤并发生萎缩。

冲牙器是利用水流冲击的机械作用以清洁牙齿和齿缝的辅助性口腔清洁工具,有便携式或台式可以选择。需要注意的是,使用冲牙器时需将冲牙器的头部垂直于牙面,对准牙齿之间的缝隙,以免对牙龈组织造成损伤。

 简单的养护法

● 掌握正确的刷牙方法,使用软毛圆头牙刷可有效清除菌斑。

● 辅助清洁工具可以有效清除牙齿邻面刷牙所难以清洁的部位,帮助实现菌斑控制。

41. 不正确刷牙会加重牙龈退缩

不正确的刷牙方式确实是导致牙龈退缩的常

见原因。一方面,大幅度拉锯式的横刷法或过大的刷牙力量会造成牙龈的损伤;另一方面,为了追求更大的清洁力而选择刷毛太硬的牙刷也不利于牙龈健康的维护。因此,如果出现了牙龈退缩,请首先检查自己的刷牙方法是否科学。如果确实是刷牙导致的牙龈损伤,那一定要及时纠正刷牙习惯,选择合适的刷牙工具。

　　刷牙是一门技术活,并不是力气越大、幅度越大、刷毛越硬就刷得越干净。推荐选择刷毛硬度适中的牙刷,配合巴氏刷牙法,通过小幅度震颤以及拂刷耐心地清洁每一个牙面以及牙龈和牙齿相接的部位,足以有效地清洁牙齿。虽然牙龈退缩以后可能长不回来了,但是选择合适的牙刷并采用科学的刷牙方法,是避免牙龈退缩进一步加重的关键。

　　如果自查刷牙方法没有问题,也有可能是因为口腔卫生不良导致了牙周病,牙周病也会发生全口广泛的牙龈退缩。口腔卫生不良导致的牙面菌斑堆积会引发牙龈的炎症,初期会表现为牙龈的暗红、肿胀甚至增生,这个阶段患者可能会觉得牙龈不但没有退缩,反而"长高"了。但是随着炎症持续,慢慢发展为牙周支持组织包括牙槽骨的破坏,随着牙槽骨的吸收、改建,牙龈也会发生不可逆的退缩。因此,牙龈可能不是因为刷牙刷得太过了而退缩的,反而可能是刷牙不够仔细导致的。在经过专业的牙周治疗以及严格的自我菌斑控制后,随着牙龈炎症的消退,牙龈不再肿胀,原先因牙槽骨吸收而导致的牙根暴露即可显露出来,表现出真实的牙龈高度。

如果是个别牙齿发生了牙龈退缩,也有可能是先天性的解剖因素导致的,比如在牙弓弯曲处,如尖牙、前磨牙部位,或牙列拥挤的突出牙位,因这些牙的牙根较突出,唇(颊)侧骨板较薄甚至有骨开窗或骨开裂,这可能导致牙龈高度降低。另外,在唇、颊系带附着过高的位点,由于长期受到应力的作用也容易发生局部牙龈退缩。还有一些医源性的因素也会导致牙龈位置的变化,比如设计不良的修复体边缘会对牙龈产生压迫刺激;或是在正畸治疗过程中,不恰当的加力可能会导致牙龈随着牙槽骨的改建、吸收而退缩。

轻度、均匀且无症状无进展的牙龈退缩不需要过度担心，可以在加强自我菌斑控制的同时观察，暂不处理。如果发现牙龈退缩在不断进展，那请即时咨询医生，仔细寻找原因，并针对原因进行相应的治疗，如改变刷牙习惯、改正不良修复体、调整咬合或正畸力等。消除不利因素后，仔细清洁龈下菌斑是预防牙龈退缩的最好方法。虽然一旦发生广泛的牙龈退缩后很难使其再生恢复，但我们可以通过和医生共同努力防止牙龈退缩进一步加重。

简单的养护法

● 牙龈退缩不一定是增龄性改变。

● 牙龈退缩可以是进行性的，也可以是静止性的。

● 掌握正确的刷牙方法，加强自我菌斑控制，可以缓解牙龈退缩持续进展。

拓展阅读篇: 牙周与修复、正畸和种植的关系

 42. 装假牙前要先"搞好地基"

生活实例

李大爷是一位退休工人,因为部分牙齿的缺失到口腔修复科进行可摘局部义齿修复治疗。修复科医生在对李大爷进行口腔检查后,建议患者去牙周科进行牙周治疗后再进行修复治疗。李大爷十分不理解,对医生说:"我是来装假牙的,为什么让我去做牙周治疗? 我不做,出了问题我负责!"医生无奈之下给李大爷做了可摘局部义齿。可惜好景不长,由于李大爷口腔卫生差,加之戴上义齿后余留牙负荷加大,原本轻微松动的部分余

留牙现在变成了严重的松动,需要拔除! 由于没有重视修复前的牙周治疗,李大爷不仅又丧失了部分牙齿,原来做的义齿由于牙齿数目的变化也不能用了,需要重新制作,真的是"赔了夫人又折兵"!

良好的口腔修复首先需要一个较好的牙周环境,余留的健康牙周组织是口腔修复治疗成功的基础。修复治疗有很多种选择,包括单冠修复、固定桥修复、可摘局部义齿修复等。这些治疗通常都需要选择相对健康的口腔条件,如牢固的余留牙齿作为基牙提供支撑、固位和承担咬合力。也就是说,我们在使用假牙的过程中,口内余留牙齿不仅需要行使基牙的功能,还需要承担所修复缺失牙原本承担的咬合力。如果基牙本身就存在潜在的牙周炎症,修复治疗就好比在未打牢的地基上建房子,随着假牙使用过程中基牙不断承受超出其能力范围的咬合力和炎症的不断发展,必然会加重其松动,甚至导致失牙。

那么简单的洗牙后就可以尽快装假牙了吗?牙周炎的治疗计划应该是有序进行的。在装假牙之前,首要的任务是消除致病因素,清除菌斑、牙结石,使得牙周支持组织的破坏得以停止,有时甚至需要进行牙周手术来达到这个目的。只有在上述条件具备、口腔卫生情况良好、牙周病情况稳定的状态下,才是进行修复的时机,通常是在基础治疗结束后6~8周开始进行修复的工作。这时牙周组织经过充分的愈合阶段,龈缘位置和牙的位置才能相对稳定,而不会因为炎症的存在而发生牙龈肿胀、增生、出血,或是牙齿的松动移位,这些都可能导致最终修复失败。

种植修复治疗已经成为缺失牙修复的一种重要手段,越来越多的患者相比于活动可摘义齿或是固定桥,更倾向于选择种植修复。很多患者在种植前、种植过程中及种植后都被要求需要定期的牙周复查。有的患者可能会感到奇怪,明明要种植的地方都没有牙齿了,怎么还要先做牙周治疗? 成功的种植体一定要与周围的软硬组织相结合,尽管结合方式与天然牙不完全相同,但仍有许多类似之处。因此,种植体周组织与天然牙的牙周组织一样,也需要进行良好的维护才能保持健

简单的牙周养护法

康,否则种植体周组织同样会发生类似牙周疾病的病变,从而影响种植体的稳定性和功能,甚至导致种植体松动、脱落。有缺失牙的牙周炎患者在进行种植治疗之前,如果存留牙仍有牙周病变,这些部位的牙周病菌会快速定植于种植体。因此,消除牙周病损并严格控制菌斑,是种植成功的决定性因素。

古有孟母三迁,只为一个良好的学习向善的环境,在修复治疗前做到完善的牙周治疗并在修复治疗后长期坚持良好的牙周维护就是一个小小修复体版的"孟母三迁"。一颗牙从萌出、行使功能乃至保留无望后拔除以及再修复,口腔医生始终站在有利于患者的角度为患者设计最有利的治疗方案,也始终愿与患者一起,实现"口腔健康,全身健康"。

简单的养护法

● 健康的牙周组织是口腔修复治疗成功的基础。

● 修复前的牙周治疗不仅仅是"洗牙"，而是根据患者口腔情况制定的个体化的牙周序列治疗方案。

● 种植体周组织也需要进行良好的牙周维护才能保持健康。

43. 做好"牙套"，小心牙龈肿胀

生活实例

　　小王是一名程序员，由于右下后牙做过根管治疗，在医生的建议下来到口腔修复科要求做冠修复。医生在进行相关检查后，对其进行了右下后牙冠修复。治疗结束后，小王对修复效果十分满意。几天后，小王来到牙周病科，告诉牙周医生："我最近工作经常熬夜加班，右边下面的后牙牙肉上火了，非常疼，你能帮我检查一下吗?"牙周医生在进行详细的检查后，发现小王口腔卫生尚

可,右下后牙也无明显的牙结石,相关牙齿也无疼痛。结合小王之前的病史资料,医生怀疑可能是右下后牙新做的牙冠导致小王的牙龈红肿。果不其然,医生在行冠修复的牙龈边缘发现了残留的粘结剂,明确病因后,医生为小王去除了多余的粘结剂,并进行了相关的洁治和刮治,疼痛的症状也得到了解决。

"牙套"在临床上被称为修复体,可以帮助恢复牙齿的外形并行使其咬合功能。不良修复体可作为局部刺激因素加速菌斑堆积,加重牙周组织破坏。修复体的边缘位置、外形、修复材料及修复体表面光洁度与牙周健康有着密切的关系。有些医生因为患者本身对美观的高要求而选择将修复体的边缘位置放在龈缘以下,也就是龈沟内。殊不知,虽然修复体边缘是看不到了,但是这样的放置方法若不正确可能会对牙龈造成危害。即使是制作精良的修复体放入龈缘以下,也可能会增加菌斑的堆积,从而加重牙龈炎症以及龈沟液的渗出,随之就会出现了牙龈肿胀。若是加上修复体抛光不足、表面粗糙、与牙面密合程度不佳、未清除外溢的粘结剂等因素,这些都为细菌堆积及生长提供了条件,刺激牙龈炎症的发生。因此,通常只有在影响美观的部位(如上前牙)或是龋坏已经达到龈下时,才考虑将修复体边缘设计在龈缘以下,且边缘必须与牙面高度密合,尽量不产生台阶。

除了修复体的边缘位置以外,修复体的形态也会影响牙龈的健康。其实我们的牙齿并不是一个平面,而是有着自然的凸度,因此在制作修复体时也会尽量仿照天然牙的形态,在颊、舌面形成一定的凸度。但是过凸的外形高点反而容易与龈缘之间形成清洁工具不易进入的三角地带,正是此处的菌斑堆积容易造成牙龈发炎。修复体的邻面形态也很讲究,与邻牙的接触区不宜过大也不宜过小,合适的邻面形态利于食物外溢而不易形成食物嵌塞,也不会妨碍牙线、牙缝刷等清洁工具的进入。

修复体与牙面之间是靠一层薄薄的粘结剂粘固在一起,医生在操作时很难避免有多余的粘结剂外溢滞留于冠缘处,甚至进入龈沟。粘结剂的表面较粗糙，很容易附着菌斑，诱发牙龈的炎症；或是日后有些粘结剂会溶解，形成修复体与牙面之间微小的缝隙，导致菌斑在此处堆积。

洁、刮治辅以药物治疗可以帮助消除菌斑、控制炎症，改善局部不适后再对修复体进行调改，甚至需要拆除并更换修复体；若牙龈肿胀的原因在于患者没有对修复体进行正确的卫生维护，则需加强菌斑控制，并建议患者定期进行牙周维护。

简单的养护法

● 牙冠边缘位于龈下的修复体，其牙龈出现暗红、肿胀、探诊出血的比例要明显高于牙冠边缘位于龈上的修复体。

● 修复体的形态也会影响牙龈的健康，科学的修复体形态应该符合天然牙的解剖特点。

● 修复治疗后若出现治疗牙位牙龈红肿的现象，要及时去口腔医生处就诊，明确病因后采取相关措施，对因治疗。

44. 装烤瓷牙可能还要做牙周手术

　　小李多年前在当地口腔诊所做了门牙的烤瓷牙,但近来她觉得门牙近龈缘处金属暴露,影响美观,所以到医院的口腔修复科就诊。修复科医生在对其进行检查后发现,小李上颌的两个中切牙已行烤瓷牙修复,部分金属暴露,且上颌中切牙临床牙冠较短,X线片示上颌两中切牙已行完善的根管治疗,根尖无明显低密度影。在了解到小李的诉求后,医生告诉她问题可以解决,但由于临床牙冠短,在修复治疗前需要先进行牙周手术及牙冠延长术来增长临床牙冠。小李选择相信医生,所以去牙周科就诊。牙周科医生了解小李的病史后,择期为她安排了牙冠延长术,术后三个月,小李来到修复科医生处,修复科医生对手术效果很满意,为其进行了进一步的修复治疗。两周后,小李戴上了上颌中切牙的全瓷冠,看到镜子里那以假乱真的全瓷牙,小李和医生都露出了满意的微笑。

　　修复上前牙时,最常配合使用的牙周手术是牙冠延长术。简单来说,牙冠延长术就是通过手术的方法,降低牙槽嵴高度,延长临床牙冠,使原来位于龈下的健康牙齿结构暴露于龈上,从而使可见的牙冠部分延长,以利于牙齿的修复。

　　正常情况下,从龈沟底到牙槽嵴顶的距离是基本恒定的,医学上将这段距离称为生物学宽度。可以简单地理解为牙龈的高度和牙槽骨的高度是相匹配的,如果仅仅将牙龈切除而不降低牙槽骨的高度,随着组织愈合,牙龈还是会长回原来的位置,这很大可能会导致修复体完成后出现牙龈增生、红肿等炎症表现及牙槽骨吸收。当牙体折断或龋坏达龈下区域时,牙齿断缘或修复体边缘至牙槽嵴顶之间的距离小于生物学宽度,或牙冠修复时修复体边缘向龈下延伸过深就会侵犯生物学宽度,影响正常的生理结构。而牙冠延长术通过翻瓣结合骨切除的方法,降低牙槽嵴顶和龈缘的水平,从而获得或保持正常的生物学宽度。

需要注意的是,并不是所有的患牙都可以通过牙周手术后完成冠修复,医生在进行修复和手术前都会对牙齿情况进行细致的评估。如果牙齿折裂或龋坏到龈下过多,术后不能保证有足够的牙根长度或足够的牙周支持组织,此时是不宜进行手术或修复的。

上前牙区的美学修复需求也大大增加了该区域需要进行牙周手术的可能。发生于上颌前部牙弓美学区的唇齿龈关系不调及粉白美学缺陷都可能影响整体的微笑美学效果。牙齿被动萌出不足导致的露龈笑是常见的患者就医原因之一,美学区的牙冠延长术则可以有效地重建牙龈外形;而上颌美学区牙龈偏薄,可能会伴有唇侧软组织轮廓塌陷,不仅损害粉色美学效果,也增加了发生根面透色、牙龈退缩等风险,不利于术后效果的长期稳定。因此,应选择恰当的牙周术式并联合冠修复重建协调的粉白美学,改善微笑时的美学缺陷。

在牙冠延长术后修复体的制作应该等到组织充分愈合、重建后再开始。一般在术后4～6周组织愈合,龈缘位置基本稳定;在术后6周到半年时，龈缘仍然可能有不到 1 毫米的微小变化，而对于天生牙龈较薄的患者变化幅度可能更大。建议在手术后可以先佩戴临时冠，永久修复体最好在术后 6 周再开始，如果过早修复，往往会干扰组织的正常愈合，并在组织充分愈合以后反而导致修复体边缘暴露。如果是涉及美容的修复，应至少在术后 2 个月后开始，尤其是薄龈生物型的美学修复患者，应尽可能等龈缘位置稳定以后再行永久修复。

简单的养护法

● 牙折裂或龋坏达到龈下且患牙仍有保留价值时，不延长牙冠会影响修复治疗；牙冠边缘位于龈下且侵犯生物学宽度；临床牙冠过短，无法满足固位要求需延长冠长来增加固位力，上述这些情况需要在修复治疗前进行牙冠延长术。

● 永久修复体最好在牙冠延长术后 6 周再开始，如果是涉及前牙美学的修复，应至少在术后 2 个月后开始。

45. 矫正牙齿前，评估牙周健康

生活实例

　　张同学由于自觉牙齿不齐，影响美观，来到口腔正畸科希望改善这一问题。正畸科医生在对其进行详细的口腔检查后，认为他牙齿不齐的情况可以通过正畸治疗来改善。但在检查过程中，医生发现他的牙龈充血、红肿，口内也可以看到大量的牙结石。通过交流得知，张同学每次刷牙时间不超过一分钟，从来没有使用牙线的习惯，他有时候也自觉口腔内有异味。医生告诉张同学，如果想通过正畸改善牙齿不齐的情况，必须先去牙周科做牙周治疗，并且咨询牙周科医生如何做好口腔卫生，不然无法进行正畸治疗。随后，张同学来到牙周科，医生为其进行了龈上洁治和龈下刮治，并且进行了口腔卫生宣教。在随后的几次复诊中，牙周医生发现他依从性比较好，口腔卫生有了很大的改善，牙周情况相对稳定，于是建议他去正畸科开始正畸治疗。正畸医生对张同学目前的牙周情况很满意，于是开始了正畸治疗。两年后，张同学不仅收获了一口整齐美观的牙齿，也由于牙周治疗的经历和医生的宣教，收获了健康的口腔。

正畸治疗的理论基础在于牙槽骨是可以改建的。牙槽骨具有受压力侧被吸收，受牵引力侧会增生的特性，正畸治疗可通过外力施加将排列不整齐的牙齿移动到正常位置，以排列出一个平衡、稳定、美观的咬合关系。

正畸力的合理把握可以使牙齿按预定的方案设计移动，以达到正畸效果，但在此过程中若出现牙周组织的炎症状态或炎症不可控，则会导致牙槽骨病理性吸收，导致牙齿移位，正畸失败。

在正畸治疗开始前需要对患者的牙周情况进行彻底的评估，这不仅仅是为了评估是否存在牙周炎症，还判断其严重程度，同时，牙龈厚度和牙槽骨厚度也是牙周医生检查的关注点。在后续正畸过程中，受正畸压力侧的牙龈及牙槽骨保持一定的厚度对于防止牙龈退缩有很重要的意义。在治疗前还需要检查角化牙龈的宽度，上下颌牙齿的唇、颊侧，尤其是前牙唇侧的牙槽骨板一般较薄，有的部位甚至原本就存在牙槽骨部分缺损，也就是常说的骨开裂或者骨开窗。当需要扩弓或使牙齿向唇、颊侧移动，或由于牙长轴改变而使牙根向唇侧倾斜时，原来很薄的骨板会迅速吸收，造成牙龈退缩，甚至牙根面暴露。若在正畸治疗开始前通过牙周检查附着龈的过窄、过薄或是牙槽骨的厚度，就可以通过后续的正畸方案预判是否会出现牙龈退缩，必要时可以在正畸前通过膜龈手术增厚牙龈或增宽角化龈，以达到预防的目的。

矫正牙齿过程中进行定期的牙周维护也是必要的。正畸过程中牙齿的移动是机械力作用下牙周组织重建的结果。正畸力的作用包括使牙整体移动、牵出或压入牙槽窝、使牙直立或扭转等。在这个过程中，加力的大小、方向、持续时间以及正畸装置的设计和安放都会对牙周组织的改建发生预期的或不良的作用。同样的力施加于不同的牙齿，对支持组织的影响大小也会因牙根长度、形态、骨量等因素而有所不同。若对未经治疗的牙周炎或虽经治疗但维护不良的牙周炎患者进行正畸治疗,很容易会导致牙周袋加深、炎症复发、牙槽骨加快吸收等不良后果。

在整个正畸治疗阶段,定期的牙周维护有利于患者,用以确保牙周炎不再进展且相对稳定,为稳定可控的正畸治疗提供牙周基础,包括定期的龈上洁治及龈下刮治,以及强化患者的自我菌斑控制意识,这样才能为正畸治疗提供长期稳定的牙周健康状态。

拓展阅读篇:牙周与修复、正畸和种植的关系

简单的养护法

● 在正畸治疗开始前对患者的牙周状况进行评估,是为了判断其是否存在牙周炎,确保正畸治疗在牙周健康的基础上进行。

● 牙周组织的情况包括牙龈厚度,角化龈宽度及牙槽骨厚度等,也是评估患者正畸治疗风险的重要指标。

46. 矫正牙齿期间必须定期洗牙

生活实例

在进行正畸治疗后 6 个月,祝同学发现其刷牙出血的频率比没做正畸治疗时明显增加。祝同学的内心充满了疑惑,因为她在做正畸治疗之前在网上搜了很多攻略,为了保护自己在正畸治疗过程中的口腔健康,电动牙刷、冲牙器等都纷纷入手。心存疑惑的她来到牙周科,医生告诉她,她采取的这些口腔清洁措施是正确且必要的,但是由于这些清洁器械并不能完全清理口腔内所有角落,例如两牙之间的邻接点等,加之正畸治疗的装置如托槽等使得菌斑更容易堆积,因此还是要定期到牙周医生处进行专业的洁治。听了医生的解释后,祝同学恍然大悟,并坚持在正畸治疗过程中定期来牙周医生处进行洁治,她刷牙出血的症状也得到明显改善。

简单的牙周养护法

158

牙周定期维护应一以贯之,而不受正畸治疗的干预。首先,经过积极的牙周治疗,牙周组织进入相对健康稳定的状态之后即进入牙周维护阶段,这个过程应持续终身。牙周维护治疗的目的是通过定期复查,尽早发现口腔内炎症,使其损害最小化,即时采取必要的恰当治疗,旨在预防和减少牙周再感染和牙周炎的复发。牙周维护治疗给牙周医生提供一个早期发现和治疗口腔中不良状况的机会,进而使前期治疗可以获得一个长期稳定的疗效。

　　其次,正畸装置往往不利于菌斑的清除,比如未去净的多余粘结剂、太靠近龈缘的托槽、与牙面不密合或伸入龈下的带环等,这些装置还会改变牙龈的生态环境,增加致病微生物的丰度,更容易引发牙龈炎症。牙周炎患者若能保持理想的菌斑控制,正畸治疗不会造成不可逆的牙周破坏,因此在正畸治疗前和治疗过程中特别强调口腔卫生的维护以保证牙周健康。但是正畸的矫正装置不可避免地使口腔卫生维护的难度增加,不仅容易滞留食物残渣,托槽间的牙面、龈缘及牙齿邻接位置都成为很难清洁的部位,因此应更加强调牙周维护的重要性,这不仅需要加强个人菌斑控制,也需要定期进行牙周复查,接受专业的维护治疗。

在正畸治疗过程中,需要认真清洁矫治器托槽、带环与龈缘和邻面之间的区域。显然,只使用牙刷无法满足清洁的需要,牙线受到钢丝的限制无法完全进入邻间隙,因此,需要额外的辅助清洁工具,包括牙缝刷或是冲牙器等,以保持良好的口腔卫生。一旦出现炎症表现,如牙龈红肿、刷牙出血,应立即进行相应的牙周处理,及时控制炎症。若继续对未达到牙周组织健康的牙齿进行正畸治疗,不仅无法达到治疗的目的,反而会加重、加速牙周组织的破坏,造成矫治牙松动乃至脱落,甚至正畸失败。

正畸过程中保持定期牙周维护治疗的患者其口腔炎症状况明显优于未进行牙周治疗的患者,对青少年和成人都是如此。通常建议处于正畸治疗中的牙周病患者每 1～3 个月需进行 1 次牙周维护治疗,对于重度牙周炎患者,更加需要缩短专业牙周维护治疗的间隔时间,频率应尽量与正畸复诊加力调整的频率保持一致。

除了正畸装置等造成的菌斑滞留因素增多,从牙周健康的角度考虑需要定期牙周维护外,从正畸的最终效果来考虑,也需定期进行牙周维护以消除炎症,保证正畸加力的稳定性。避免因未受控的牙周炎症造成牙槽骨的破坏与吸收,使患者的牙列按照正畸方案预定的方向调整,避免正畸失败。

简单的养护法

● 除正常刷牙外,建议正畸患者使用牙缝刷、冲牙器等清洁工具保持良好的口腔卫生。

● 在正畸治疗期间进行常规的牙周维护是非常必要的,建议处于正畸治疗中的牙周病患者每1～3个月需进行1次牙周维护治疗。

47. 有助于矫正牙齿的牙周手术

 生活实例

　　由于牙齿不齐导致面型不美观,准备进入大学生活的小美一直不自信。跟家人商量后,她决定通过矫正牙齿来改善这一状况。满怀期待的她来到了正畸医生处进行咨询,在对她进行了口腔及面部检查后,医生发现小美的下前牙区域牙龈很薄,角化龈宽度不足,这种情况下进行正畸治疗存在下颌前牙区骨开窗或骨开裂的风险。医生察觉到小美想进行正畸治疗的决心很大,于是建议她去牙周科进行软组织增量的牙周手术后,再行正畸治疗。小美听从了医生的建议。

　　随着错颌畸形发病率的升高,需要接受正畸治疗的患者也逐渐增多。正畸治疗是一项让错颌畸形的患者恢复健康的咬合关系并在一定程度改善外形的治疗方式,但其治疗周期较长并且存在潜在的并发症可能让一部分患者望而却步。现阶段的牙周手术可以在一定程度上解决这些问题，例如通过牙周加速成骨正畸术缩短正畸时间，通过结缔组织移植术解决角化龈不足，通过嵴上纤维切开术助力扭转牙的正畸治疗等。但这些手术都具有严格的适应证，患者需要同正畸医生和牙周医生沟通后，严格把控适应证，才能获得良好效果。

（1）牙周加速成骨正畸术：是利用牙周手术的方法，在正畸治疗开始前进行骨皮质切开，利用随之而来的骨愈合过程加速牙齿移动，以达到缩短正畸治疗时间的目的。若骨宽度不足，也可以在切开的骨表面植入骨粉、骨膜，以期在加快牙齿移动的同时增加骨量，拓宽牙齿移动的界限。该牙周手术是微创手术，患者的疼痛和不适程度也在可以接受的范围内，所能实现牙齿移动速度是传统正畸的 1.5 倍。因此，这项技术受到越来越多的患者和正畸医生的青睐。

（2）结缔组织移植术：牙龈退缩是正畸治疗中及治疗后常见的并发症之一，甚至某些患者在正畸前就有增加角化龈的需求。正畸治疗过程中牙齿的移动和牙周组织之间是一种动态的相互依赖的关系。据报道，在正畸治疗结束后的 2~5 年,有 20%~35% 的患者可能会发生牙龈退缩,其中具有薄扇形牙龈生物型或接受正畸扩弓的患者发生牙龈退缩的概率更高。牙龈退缩可能会导致牙根面暴露、牙齿敏感、美学问题等其他潜在的并发症。因此,需要通过及时的治疗来缓解牙龈退缩的问题。

（3）嵴上纤维环切术:正畸治疗过程中,会发生牙齿的扭转,牵引或者挤压,这时候牙齿周围结缔组织中的纤维会发生形变。在正畸治疗结束后,这些变形的纤维很可能发生回弹,从而导致复发。嵴上纤维环切术适用于各种形式的牙扭转矫治,正畸治疗过程中的牵引、压入移动等,通过将变形的纤维切断,防止回弹力的产生,从而降低正畸治疗后的复发率。对于一颗细长的前牙或间距较大的前牙来说,通过正畸压低、冠上纤维环切术以及联合正畸引导组织再生治疗进行牙槽骨重建可能是一个最佳的解决方案。

48. 种植牙并不是一劳永逸

生活实例

近2年来,40岁的王先生自觉口腔内有牙齿掉落,但他并没有给予足够的重视。因为手机上、地铁上各种种植牙的宣传让他觉得牙齿掉落问题不大,到时候种牙就可以了。随着口内牙齿逐渐脱落,王先生自觉咀嚼功能受到了影响,于是他去口腔诊所进行了缺失牙的种植修复治疗。刚做完种植牙的王先生感叹医学事业的发展迅速,给他一副新牙齿。

可惜好景不长,在诊所做完种植牙后半年,王先生发现种植牙周围的牙龈肿得厉害,十分疼痛。于是他这次到三甲医院口腔科就诊,医生在询问相关病史和进行口腔检查后告诉他,因为牙周炎而失去了牙,但没有重视,急忙种植修复,结果种出一口"种植体周围炎",现在种植牙也保不住了。正确的做法应该是控制好牙周炎,从根本上解决问题,牙周情况稳定后,再考虑种植或其他的修复方式。王先生后悔莫及,回家的地铁上,种植牙的广告变得刺眼……

种植牙就是将种植体植入牙槽骨内,等待稳定结合后,在种植体的上部装上人工义齿。与传统的固定或活动修复相比,种植修复有其独特的功能和生物学优势,种植修复是缺失牙修复的一种重要手段。

牙周炎是成年人失牙的首要原因。牙周炎患者失牙时多已存在牙周组织炎症,并伴随严重的牙槽骨丧失。就像种一棵树,没有好的土壤,树也很难成长。我们自身的牙齿会因为牙周炎而脱落,同样,种植牙也会因为没有控制好口腔内的炎症而发生松动、脱落。因此,种植牙绝对不是一劳永逸的修复方式,它也有可能失败,有可能脱落。

当牙周组织出现问题时,例如牙周炎,首先要进行牙周治疗控制牙周炎症,尽量保留患牙,而对于毫无保留价值的患牙(如松动三度的牙齿或牙槽骨吸收达根尖的牙齿),应尽快拔除以控制疾病继续发展，并在牙周稳定后方才能进行种植修复。此外，不是所有缺牙都能采用种植修复。要综合考虑患者的全身情况，缺牙区的骨质情况，缺牙区邻牙及其牙根的方向和倾斜度，颞下颌关节，咬合情况等，同时还需要拍摄 CT 以了解种植区域牙槽骨的三维信息和骨密度等。

对于已经种植成功的患者，一小部分患者在术后可能会出现种植体周疾病，最常见的为种植体周黏膜炎和种植体周围炎。研究表明，接受种植治疗 5～10 年，80% 的种植体可能出现种植体周围黏膜炎，12%～66% 的种植体出现种植体周围炎。种植体周围炎是导致种植体失败最主要原因之一。

此外，种植治疗的长期成功依赖于种植体周组织健康状态的维护，良好的口腔卫生和规律的专业维护对种植体周健康非常重要。牙周病患者完成种植治疗后，必须定期规律地复查和支持维护，其种植才能获得长期成功。在种植完成后的第一年，应该每 3 个月复查一次，之后根据患者自身情况调整复诊间隔时间，口腔卫生控制良好的患者复诊间隔可以延长,而口腔卫生差的患者复诊间隔要短,牙周炎患者最好每3~6个月复查一次。

我们要树立正确的意识,天然牙是我们最好的牙齿,种植牙是牙齿缺失后现阶段来说最好的修复方式。本末倒置,切不可取。我们应尽可能保护好天然牙。每半年进行一次口腔检查,定期进行牙周洁治及刮治,在牙体早期病损时早诊断早治疗,这些是维护口腔健康的重要举措。当然,当天然牙因为牙体疾病如缺损过大或因牙周疾病已发展至三度松动,我们也应当听取口腔医生的建议,尽早拔除无保留意义的患牙,及时采取合适的修复方式修复患牙。采用种植修复的患者也应该牢牢记住,种植修复并不是一劳永逸的修复方式。

简单的养护法

● 在接受种植治疗后需要对种植牙进行维护。

● 坚持正确的刷牙习惯,坚持使用牙线清

洁邻面,每半年做一次牙周洁治或刮治等,这些做法能延长种植牙的使用寿命,最大程度地发挥种植牙的功能。

49. 种植牙牙周也会发炎

生活实例

　　韩先生因为外伤导致上前牙缺失,他到医院的口腔修复科想进行修复治疗。修复科医生在对韩先生缺牙部位进行临床检查以及影像学检查后,认为他的条件可以行种植修复治疗,并告诉韩先生目前对他来说种植修复是最好的选择。韩先生考虑到是门牙,涉及"面子工程",决定接受种植治疗。经过几个月后,韩先生最终完成了缺失牙部位的种植修复,修复科医生将他的种植牙做得很漂亮,达到了以假乱真的程度,韩先生对此也十分满意。

在种植完成后半年的常规复诊中,修复科医生发现种植牙周围的牙龈有些红肿,建议韩先生去牙周科进行治疗。牙周医生在对种植牙进行检查后发现,种植体周围的骨头并没有明显吸收,但牙龈存在炎症,韩先生的种植牙出现了种植体周黏膜炎。于是,牙周医生用种植体专门使用的刮治器械对其进行了刮治,并让韩先生定期复查。韩先生的依从性相对较好,5年过去了,他对医生说,现在和刚种植完没什么区别。

种植牙在材料选择上选取的是生物相容性较好的材料,以便获得种植体与牙槽骨的骨结合,但这终究不如天然牙以牙根表面的牙骨质通过牙周膜与牙槽骨相连的生物力学好。天然牙可能会因为牙齿周围菌斑堆积引起的牙周炎而松动脱落,种植牙也一样会因为种植体周围菌斑堆积引起的炎症而松动脱落。种植体周组织疾病是种植牙最常出现的问题。

种植体周围组织疾病是发生于种植体周软、硬组织的炎症损害,包括仅累及软组织的种植体周黏膜炎,累及软组织和深层牙槽骨造成骨吸收的种植体周围炎与种植体周围软组织和硬组织缺损。

种植体周黏膜炎是指种植体周围组织具有肉眼可观察到的炎症和探诊出血,牙菌斑是引起种植体周黏膜炎的主要因素。种植体周围炎是指在种植体周围组织中发生的、与牙菌斑相关的病理状况,其特征是种植体周黏膜的炎症和支持骨组织的进行性丧失。种植体周黏膜炎如果不及时治疗,会发展成为种植体周围炎。在没有治疗的情况下,种植体周围炎可以非线性和加速模式进展。种植体周围炎如果不持续治疗,会导致持续的骨吸收和种植体-骨界面原有的结合分离,最终使种植体松动、脱落。种植体周围炎是影响种植体远期效果,导致种植体失败的主要原因之一。

以下几种方法可预防、应对种植体周围发生的炎症表现。

(1)机械清创术:包括种植体表面、种植体颈部和基台的龈上和龈下清创。一般分为手工洁治和超声波洁治,但必须使用专门的器械,防止对种植体表面造成损害。

（2）居家口腔卫生措施：可采用软毛、圆头牙刷或电动牙刷及只含少量磨料的牙膏，以免刷牙时损伤种植体表面；使用牙线清洁邻面，清洁时最重要的部位是种植体颈及周围软组织；可适量使用 0.12% 氯己定液含漱或龈下冲洗。

种植体周围炎的治疗分为非手术治疗和手术治疗。非手术治疗是指通过对种植体表面进行清创来控制感染，目的是清除附着的生物膜，清除菌斑。清创方式与种植体周围黏膜炎清创方式相似，包括使用专门的器械，如钛刮治器或碳纤维尖通过手工和超声波洁治的方式清除种植颈、种植基台和上部结构软组织面等处的菌斑。同时，在探诊出血阳性，探诊深度 4～5 毫米的种植体部位，除机械清创外，还应使用 0.12%～0.2% 的氯己定液含漱。

在通过清创治疗控制炎症后，有些病例还需要进行手术治疗。种植体手术治疗主要分为切除性手术和再生性手术。切除性手术主要是通过手术的方式清除袋内壁肉芽组织，修正骨外形，使袋变浅;再生性手术是在上述切除性手术的基础上,通过引导性骨再生,寻求种植体周牙槽骨再生。

 简单的养护法

● 种植体周围疾病的预防更大于治疗,菌斑控制是预防种植体周围疾病中的重要一环。

● 在日常口腔维护下,掌握正确的刷牙方法及辅助清洁工具,并在此基础上,每半年接受种植体周维护,这样才有可能实现种植牙的"长治久安"。

50. 种植牙的牙龈如同"城墙"

种植体周围的牙龈(软组织水平)在维护种植体健康和美学方面起重要作用,并且种植远期疗效与软组织水平密切相关。种植体周围的软组织水平包括角化龈宽度、口腔黏膜厚度等,它们的质量在种植体健康中扮演重要角色。

（1）角化龈宽度：角化龈在天然牙和种植牙周围都存在，可以简单理解为天然牙或种植牙周围的牙龈组织。角化龈对局部刺激有较强的抵抗力，其丧失将使牙周组织对局部刺激的抵抗力减弱而易发生炎症。在天然牙列中，一般认为需要有大于2毫米的角化龈宽度来维持天然牙齿的牙周组织健康。种植牙周围存在足够宽度的角化龈会使得软硬组织稳定性更好、菌斑积聚更少、软组织退缩减少以及种植体周黏膜炎的发生率降低。相反地，角化龈宽度的减少会使得种植体周围菌斑易于聚集，软组织的退缩和种植体周黏膜炎发生率增加。研究表明，种植体周围角化龈的宽度大于2毫米是防止发生种植体周疾病的保护因素。当种植体周围角化龈的宽度小于2毫米时，种植体周发生探诊出血和骨丧失的概率显著增加，即种植体周炎发生的概率增加。除此之外，种植体周围角化龈的宽度在美学方面也起重要作用。角化龈宽度的减少，尤其是前牙角化龈宽度的减少，是患者美学满意度较低的主要原因。

（2）黏膜厚度：种植体周围的黏膜厚度不仅

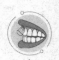

对种植体美学产生重要影响，而且对种植体周围组织健康也起着重要作用。龈缘稳定是防止发生种植体周软组织退缩的生理基础，而较厚的黏膜可以提供比薄的黏膜更大的龈缘稳定性。黏膜厚度也是影响种植体周骨丧失的重要因素，较薄的种植体周黏膜与较多的骨丧失有关。因此，在种植义齿修复前，应尽可能保留种植体周围足够的黏膜厚度，这对远期种植体周黏膜的稳定至关重要，也可对其下方骨组织提供稳定保护。

种植体周围软组织水平不足不仅会导致种植体生物学功能及临床稳定性受损，也会严重影响前牙区粉白美学，加重患者心理负担。对于种植体周围软组织水平不足的患者，包括角化龈宽度不足和黏膜厚度不足等，最好的方式是在种植修复前通过牙周手术例如游离龈移植术或者结缔组织移植术来增加软组织的量。对于已经行种植手术且软组织不足的患者，二期种植体周围的软组织手术是必要的。

由此可见，种植体周围的牙龈就像是"城墙"一样，保护着里面的种植体。当这面"墙"的高度

（角化龈的宽度）或者厚度（黏膜厚度）不足时，种植体就容易受到菌斑的侵犯，发生牙龈退缩、种植体周围炎等，从而影响种植体的长期稳定性。我们要像重视牙槽骨一样重视种植体周围的牙龈，即种植体周围的软组织，因为这是确保种植体长期功能稳定和美观的重要因素。